现代著名老中医名著重刊丛书

秦伯未 李岩 张田仁 魏执真 合著

第一辑

现代著名老中医名著重刊丛书

中医临证备要

人民卫生出版社

图书在版编目(CIP)数据

中医临证备要/秦伯未等著. —北京:人民卫生出版社, 2005.9

(现代著名老中医名著重刊丛书 第一辑)

ISBN 978-7-117-07013-3

Ⅰ.中… Ⅱ.秦… Ⅲ.中医学临床 Ⅳ.R24

中国版本图书馆 CIP 数据核字(2005)第 094055 号

现代著名老中医名著重刊丛书

第一辑

中医临证备要

著　　者:秦伯未 等
出版发行:人民卫生出版社(中继线 010-59780011)
地　　址:北京市朝阳区潘家园南里 19 号
邮　　编:100021
E - mail:pmph @ pmph.com
购书热线:010-59787592 010-59787584 010-65264830
印　　刷:三河市尚艺印装有限公司
经　　销:新华书店
开　　本:850×1168 1/32 印张:9.75
字　　数:208 千字
版　　次:2005 年 9 月第 1 版 2024 年 8 月第 1 版第 24 次印刷
标准书号:ISBN 978-7-117-07013-3
定　　价:18.00 元
打击盗版举报电话:010-59787491 E-mail:WQ @ pmph.com
质量问题联系电话:010-59787234 E-mail:zhiliang @ pmph.com

出版说明

秦伯未、施今墨、蒲辅周等著名医家，既熟通旧学，又勤修新知；既提倡继承传统中医，又不排斥西医诊疗技术的应用，在中医学发展过程中起到了承前启后的作用。这批著作均成于他们的垂暮之年，有的甚至撰写于病榻之前，无论是亲自撰述，还是口传身授，或是其弟子整理，都集中反映了他们毕生所学和临床经验之精华，诸位名老中医不吝秘术、广求传播，所秉承的正是力求为民除瘼的一片赤诚之心。诸位先贤治学严谨，厚积薄发，所述医案，辨证明晰，治必效验，不仅具有很强的临床实用性，其中也不乏具有创造性的建树；医话著作则娓娓道来，深入浅出，是学习中医的难得佳作，为近世不可多得的传世之作。

由于原版书出版的时间已久，已很难见到，部分著作甚至已成为学习中医者的收藏珍品，为促进中医临床和中医学术水平的提高，我社决定将一批名医名著编为《现代著名老中医名著重刊丛书》分批出版，以飨读者。其中“第一辑”收录13种名著：

《中医临证备要》　　《施今墨临床经验集》

《蒲辅周医案》　　《蒲辅周医疗经验》

《岳美中论医集》　　《岳美中医案集》

《郭士魁临床经验选集——杂病证治》

《钱伯煊妇科医案》　　　　《朱小南妇科经验选》

《赵心波儿科临床经验选编》《赵锡武医疗经验》

《朱仁康临床经验集——皮肤外科》

《张赞臣临床经验选编》

这批名著原于20世纪60年代前后至80年代初在我社出版，自发行以来一直受到读者的广泛欢迎，其中多数品种的发行量都达到了数十万册，在中医界产生了很大的影响，对提高中医临床水平和中医事业的发展起到了极大的推动作用。

为使读者能够原汁原味地阅读名老中医原著，我们在重刊时采取尽可能保持原书原貌的原则，主要修改了原著中疏漏的少量印制错误，规范了文字用法和体例层次，在版式上则按照现在读者的阅读习惯予以编排。此外，为不影响原书内容的准确性，避免因换算造成的人为错误，部分旧制的药名、病名、医学术语、计量单位、现已淘汰的检测项目与方法等均未改动，保留了原貌。对于犀角、虎骨等现已禁止使用的药品，本次重刊也未予改动，希冀读者在临证时使用相应的代用品。

人民卫生出版社

2005年7月

前　言

本书主要是供中医临证方面的参考，具有临床手册的作用，但与一般临床手册按疾病分类的介绍方法有所不同。本书是从证状着手，根据不同证候，进行辨证论治。因为辨证论治着重证状的分析，从复杂错综的证状中探求病因、病位，然后确定治法。例如咳嗽是一个证状，如何来区别外感咳嗽或内伤咳嗽，以及如何进一步来确定外感咳嗽属于风寒或风热，就需要结合其他证状作全面的分析；又如已经根据病因和脏腑定名为伤寒和胃痛等，治疗时仍然还要根据不同证状，区别为太阳病、阳明病和胃寒痛、胃气痛等来进行治疗。同时，辨证论治亦是处理疾病的程序和方法，必须与四诊密切结合，而四诊所包含的许多内容，如面色、舌苔、痰、血、大小便等的变化，实际上亦是病变所反映的种种证状。于此可见，辨证论治不能与四诊分割，而四诊本身亦以证状为依据。证状的复杂错综出现便是辨证论治的重要根据。如果离开了证状，或者忽视了主要证状，以及不熟悉其间的相互结合，就无法正确地运用辨证论治。要善于运用辨证论治的方法，有必要从证状上深入一步地分析，了解各个证状的发生、变化及与脏腑的联系，进一步研究同一疾病的共同证状和特殊证状，并在整个病程中注意证状的增减对于病情转变的关系，从而做到诊断明确，处方用药细腻熨贴。

证状是客观存在的，假如允许把证状说成是指标，那么中医用辨证论治来诊治疾病，是有一定的客观指标的。这些指标，是中医实践经验的总结，是在辨析证状与证候中摸索出来的一套规律，亦是指导临床实践的理论。关于这些例子，凡是学习了中医基本学说和临床各科的，都会理解，这里不再说明。问题在于一个病里包含着许多证状，临证上如何进行分析，又如何将分散的证状综合起来。也就是对于某一病证如何根据不同证状分析归纳，得出明确的结论，以求得确诊和正确的治疗。

以上是我个人的看法，也是我的主观想法。曾经和李岩、张田仁、魏执真三位大夫谈及，他们具有同样感想。经过商讨体例，决定在前人的理论和经验知识的基础上，结合自己的一些心得体会，从理论联系实际共同编写本书。以证状为主，依照证状的部位分类，再从证状结合疾病，贯彻理、法、方、药治疗法则。当然，这是不够成熟的，也可以说是一种尝试，盼望读者提出宝贵意见，以便今后修订，逐步提高。

秦伯未

1963 年 3 月

凡　例

本书编写的目的，是帮助读者在掌握中医基本理论之后，在临床上如何运用辨证论治的方法，来诊治疾病。本书以内科为基础，择要地结合了妇科、儿科、外科和眼、喉等科，并以方药为主要疗法，斟酌附入了针灸和推拿等一些治法，仅备临证上一般参考，因名《中医临证备要》。

中医辨证，主要是根据证状，结合四诊。故本书以常见证状为主，就各个证状的病因、病机来说明错综复杂的病证，从而指出治法，联系方药。为了便于检查，就形体部位分为：全身证状、头面证状、目证状、耳证状、鼻证状、口唇证状、舌证状、牙证状、咽喉证状、颈项证状、肩背证状、胸胁腋乳证状、腰证状、腹脐证状、四肢证状、手足证状、前阴证状、后阴证状、内脏证状和妇科证状，共20类，417证状。例如恶寒、发热、寒战、潮热、寒热往来、外热内寒、外寒内热、身热足寒、半身寒冷等，均列入全身证状；如背部冷、头面热、四肢冷、手足心热等局部证状，则分别列入肩背、头面、四肢、手足等部门。其中除妇女的经、带、胎、产另立妇科证状外，其他均不分科。

证状名称，古今不统一，各地不一致，近来遇到西医诊断的病证又很难强求结合。本书暂以通俗为主，将专门名词附入文内。例如：风水、皮水、正水、石水、阴水、阳水等，均附于“浮肿”条；又如：麻疹、风痧及西医诊断为血小板减少的皮肤出血点等，均列入“红疹”条。

本书从临床出发，以理论与实际密切结合为原则，在前人成就的基础上，结合近年来各地研究的成果和个人的一些经验，加以简要的论述，对于每一类证状，先作概括性的介绍，然后就每一证状，分别说明其原因、病理和治法，尽量达到既全面又简明的要求。对于某些证状的疑似地方和治法宜忌、成方加减等，有关关键性的问题，则详加说明，以求明了。此外，属于专科方面或者需要手术治疗的病证，以及有些目前多归医院处理的病证，除作一般说明外，均分别指出应由专家或其他部门处理。

中医方剂相当丰富，有通治方，亦有主治方。本书选择的以针对病证常用有效者为标准，也酌收了一些验方和单方。为了临证上检查便利，并对同一病证的不同治法有所比较，将方剂分列每一证状之后。同时每一疾病和证候包含几个证状，不可能依据一个证状作出诊断和治疗，故有些证状下不出方剂，如“目黄”注明参阅“发黄”条。至于方剂用量，因古今度量衡制度不同，各地区的传统习惯也有出入，特别是病情有轻重，体质有强弱，年龄有老少，很难强求一致，故附方一概不注用量。有些丸、散、膏、丹之类已有成药，及有些丸散膏丹不能随便制造或改为汤剂的，均在方后注明“成药”二字。特殊的方剂则仍附药量和治法、用法，以免影响疗效。

本书主要是为了辨证论治提供材料，如何恰当地运用这一方法，因就作者的经验，附著“辨证论治浅说”一文于后，聊供讨论。

本书是本着普及和提高相结合的精神编写的，但是极不全面，尤其不可能将某些基本知识重复阐述，或对一般的问题作详尽的说明，因此，要求进一步深入钻研，仍有参考其他文献的必要。现将本书内引用的病证名词，另作索引附后，一方面以便检查文献，另一方面在文献上见到这些名词时，亦可借此检查本书，以期起到互参的作用。

目　　录

一、全身证状

全身证状，是指全身出现或不限于某一部位，或从局部能蔓延到全身的一类证状。包括恶寒、发热、疼痛、瘙痒、汗出、发斑、发疹、浮肿、消瘦、疲乏、肌肉跳动麻木、皮肤枯燥甲错变色，以及冻伤、汤火伤和蛇虫咬伤等。这类证状的原因，相当复杂，疑似证候也比较多，在一般证状中占着重要位置。虽然呈现在体表，必须分别表、里、虚、实、寒、热，特别是如外寒内热、外热内寒之类，极易为假象所蒙蔽。为此，临床上不能单看表面的现象，必须探求发病的主要原因，从根本上来进行治疗。有些严重的皮肤病和汤火伤等，也能影响到内脏，应用内、外科会诊。

1. 恶　寒

恶寒即怕冷，一般外感证初期均有怕冷现象，接着便是发热。有的一边发热，一边仍然恶寒，有的发热后，恶寒轻减，概称为“表证”。凡是外感证，无论伤寒或温病，日期有多少，寒热有轻重，有一分恶寒即有一分表证。外感证的恶寒有一特征，就是见风后怕冷更剧，即使在暖室内没有寒气侵袭，总是全身觉冷，也有已经发热仍然不欲除去衣被。但由于外感的证候较为复杂，恶寒又是一个早期证状，初起很难确诊为某种疾病，大多观察数日后才能作出决定。同时，应与其他证状结合，如兼见头胀、鼻塞的，可以诊断为“伤风”。也正如《伤寒论》上说:“太阳病或已发热，或未发热，必恶寒、体痛、呕逆，脉阴阳俱紧者，名为‘伤寒’。”治法以发汗疏邪为主，参阅本门“发热”条。

经常怕风寒，得暖即消失，甚至虽在夏季也不愿打开窗户，多为阳虚证，常见于脾肾两虚的久泻和痰饮咳喘等患者。这种因本身阳气不足而出现的恶寒以及阳虚形成的其他证候，概称虚寒证，都属于里证。治法须从根本上扶阳，与外感治疗完全不同。

恶风与恶寒相似，文献上虽有区分，所谓伤寒证恶寒、伤风证恶风，但一般恶寒的多恶风，恶风的也多恶寒，在临床上极难划分。总之，须结合其他证状而定，不可拘泥。

2. 恶寒战栗

恶寒时战栗，简称“寒战”，常见于“疟疾”。参阅本门“寒热往来”条。

伤寒和温病过程中，有突然寒战，神情极疲，汗出后逐渐平静好转，称为“战汗”。这是患者正气虽然虚弱，在遇到有恢复的机会，正气奋起，便与邪气交争的现象，正气胜则汗出而邪解。所以战后得汗则生，汗不得出则死，实为重要关头。如无虚脱现象，可听其自然，不必慌张，必要时用复脉汤加减，以扶助元气。

“振寒”与寒战相似，同样是发抖，其区别是，从内发出者为寒战，仅是形体耸动者为振寒。振寒多由阳虚不能卫外，常伴腹痛泄泻、四肢沉重、小便不利等证。病在少阴，治宜扶阳，用真武汤。

复脉汤 人参 地黄 桂枝 麦冬 阿胶 炙草 麻仁 姜 枣

真武汤 附子 白芍 白术 茯苓 姜

3. 发　热

发热即“身热”，在外感证最为多见。一般的鉴别是：兼有恶风、头痛、鼻塞、咳嗽的为“伤风”；兼有恶寒、头痛、项背身体疼痛的为“伤寒”；与伤风相似而口内干燥的为“风温”；得于淋受冷雨或在雾露中行走、头胀如裹的为感受外湿。凡是外感初期发热，病邪均在体表，脉象多见浮数，治宜发汗。《内经》所说“其在皮者，汗而发之”就是这个意思。又因病邪的性质不同，分为辛凉发汗和辛温发汗两类，风寒宜用辛温，如葱豉汤、麻黄汤；外湿用神术散，风温宜用辛凉，如银翘散。但是，外感发热有自汗和无汗的不同，无汗的应予发汗，自汗出的不宜再汗，所以还有桂枝汤调和营卫来解肌的方法。外感发热的脉象多浮数，但也因病证不同，有兼紧、兼滑、兼濡等差别。如果脉不浮而沉，或见细弱无力，便是脉证不符，不可贸然发汗，以防恶化。

外感证初期发热，大多有恶风、恶寒现象，倘汗出后不恶风寒，发热稽留或逐渐增高，便是表邪化热传里。一般多在中焦阳明，出现口渴欲引凉饮，舌苔黄腻，脉象滑大，当用甘寒微辛法，如白虎汤。

内伤杂证，也有发热，但热型不同。李东垣曾作《内外伤辨惑论》，如说“外感则寒热齐作而无间，内伤则寒热间作而不齐；外感手背热、手心不热，内伤手心热、手背不热”等。参阅本门“发热定时”、“寒热往来”各条。

葱豉汤 豆豉 葱白

麻黄汤 麻黄 桂枝 杏仁 甘草

神术散 苍术 防风 甘草 葱白 姜

银翘散 荆芥 豆豉 薄荷 银花 连翘 桔梗 甘草 竹叶 牛蒡 芦根

桂枝汤 桂枝 白芍 甘草 姜 枣

白虎汤 石膏 知母 甘草 粳米

4. 发热定时

不恶寒，只发热，盛衰起伏有定时，如潮水之有汛，称为“潮热”。本证有虚有实，都属里证。区别是：虚证由气血亏损引起，大多热能退清；实证由外邪传里，热不退清，至一定时间上升。

实证潮热，多由外感开始，身热汗出蒸蒸，大便秘结，腹内胀痛拒按，每至午后四时左右热势增高，故又称“日晡发热”，属阳明胃家实，严重的能使神昏谵语。治宜攻下，用大承气汤。这是《伤寒论》的治法，必须证实体实，正气能够支持，方可使用。后来《温病条辨》提到热邪最易伤阴和下后正虚邪气复聚，出立护胃承气汤、增液承气汤等，亦可斟酌采用。吴又可说：“正气日虚一日，阴津日耗一日，须加意防护其阴，不可稍有卤莽。”其意义也在于此。

虚证潮热，以血虚和阴虚为多，常在午后或夜间发热，伴有心悸、汗出、神疲力乏、脉象细数等虚损证状。多由大失血、大泻后和久病等形成，水竭火炎，真阴消烁，形体日瘦，热自肌骨之间蒸蒸而出，日久则阴愈耗伤，气亦虚弱，故也称“骨蒸劳热”。宜在养血滋阴方内，采用清骨散法。也有上午潮热，下午热退，或饥饱劳倦，中气损伤，营血亦虚，身热心烦，懒言体困，脉大无力，属气虚范围。李东垣有甘温除热法，用补中益气汤，方内升麻柴胡本有退热作用，勿作单纯升提药看。

暑天小儿发热，或早热暮凉，或暮热早凉，兼有渴饮，尿多，烦躁，睡眠不宁，往往纠缠不解，至秋凉则自然消退。每见于东南和中南地区，尚无确当病名，暂称为“夏季热”，可用王孟英的清暑益气汤加减。

大承气汤 大黄 厚朴 枳实 玄明粉

护胃承气汤 大黄 玄参 生地 丹皮 知母 麦冬

增液承气汤 生地 玄参 麦冬 大黄 玄明粉

清骨散 银柴胡 胡黄连 鳖甲 青蒿 秦艽 地骨皮 知母 甘草

补中益气汤 黄芪 人参 白术 当归 炙草 升麻 柴胡 陈皮 姜 枣

清暑益气汤 沙参 麦冬 知母 甘草 竹叶 黄连 石斛 西瓜皮 荷叶 粳米

5. 寒热往来

一阵寒一阵热，一天一次或一天有数次发作，称为“寒热往来”。这种发热，有时能够退清，有时不能退清。凡是从外感传变而来的，都为少阳经证，常伴口苦、咽干、目眩、胸胁胀满、脉象弦数等证，用小柴胡汤和解，不可发汗、吐、下。

妇人月经不调，经前常有忽寒忽热，头胀，胸胁胀闷等现象，系肝气或肝火郁结所致，可用调经汤，即小柴胡加入四物汤。也有妇女月经适来或月经刚净，外感风寒发热，或在发热期内月经来潮，邪热乘虚袭入子宫，瘀热互结，亦使寒热往来，《金匮要略》称为“热入血室”，同样可用小柴胡汤泄热。但已经热入血室，应佐清营祛瘀，可在方内酌加丹参、赤芍、泽兰、焦山栀，热甚的并宜去人参加生地。

“疟疾”的主证，也是寒热反复发作，有一天一次，有两天一次，也有三天一次的，但与寒热往来的病情大不相同。一般疟疾的发作，先为背部觉冷，肌肤粟起，呵欠频频，接着战栗鼓颔，肢体酸楚，再接着高热如烧，头痛如裂，口渴喜冷，最后遍体汗出，热退身和，前后过程约为六至八小时。其特征是：寒热有一定时间，每次的证状相同，脉象在寒战时多沉弦，发热时转为洪大而数，汗出后脉渐平静。常用方有清脾饮、截疟七宝散等。服药宜在发作前二小时左右，如果已经发作后服药，反会增加病势。本病用针灸治疗亦有良效，取穴以大椎、陶道、间使、后溪为主，但亦须在发前进行为要。所以《内经》上说：“无刺熇熇之热，无刺浑浑之脉，无刺漉漉之汗，故为其病逆，未可治也。凡为疟者，药法饮食皆然也。”

疟疾中有寒多热少的“牝疟”、先热后寒的“风疟”、但热不寒的“温疟”和“瘅疟”，以及从原因上分的“暑疟”、“湿疟”、“痰疟”、“食疟”、“瘴疟”等。足见前人对于疟疾有过细致的观察，但有些是类疟而不是正疟。其中瘴疟在岭南烟瘴之地比较多见，属于热瘴者，发时热甚寒轻，面赤目赤，烦渴饮冷，胸闷呕吐，头痛，肢节烦疼，溲赤便秘，甚至神昏谵妄，治宜清热辟秽，用清瘴汤。属于冷瘴者，发时恶寒战栗，热微头痛，腰痛脚软，甚则神迷不语，治宜芳香化浊，用加味不换金正气散。当神昏时期，可兼用开窍急救，参阅内脏证状“昏迷”条。

疟疾经久不愈，最能耗伤气血，呈现面色萎黄，肌肉消瘦，劳动力衰退，即使寒热止住，劳动后仍会复发，成为“劳疟”。此时不宜再用常法，应予调补气血，用何人饮。也有久疟胁下结块，劳动则寒热，称为“疟母”，治法参阅胸胁腋乳证状“胁下硬块”条。

湿热痰浊郁于中焦，出现寒热如疟，汗出不清，胸闷呕恶，口干饮少，小溲黄赤，大便或秘或溏而臭，用达原饮治之。此方本治疫邪蕴伏募原，故以槟榔、草果、厚朴泄化肠胃，佐以芩、芍、知母、姜、枣清理和解。但临床上并不限用于疫证，凡寒热往来，舌苔垢腻，用之均效，并可酌加柴胡开表，大黄攻里，分解寒热湿浊胶结之邪。

小柴胡汤 柴胡 黄芩 半夏 人参 甘草 姜 枣

四物汤 地黄 当归 白芍 川芎

清脾饮 青皮 厚朴 黄芩 半夏 柴胡 白术 草果 茯苓 甘草

截疟七宝饮 常山 草果 厚朴 青陈皮 槟榔 甘草

清瘴汤 青蒿 柴胡 知母 半夏 陈皮 茯苓 黄连 枳实 黄芩 常山 竹茹 益元散

加味不换金正气散 厚朴 苍术 陈皮 藿香 佩兰 草果 半夏 槟榔 菖蒲 荷叶 甘草

何人饮 首乌 人参 当归 陈皮 煨姜 枣

达原饮 厚朴 草果 槟榔 知母 白芍 黄芩 甘草 姜 枣

6. 外热内寒

多属假热真寒证，即本属寒证，外表反见热象。假热证的鉴别法，张景岳曾指出："假热者，外虽热而内则寒，脉微而弱，或数而虚，或浮大无根，或弦芤断续，身虽炽热而神则静，语言谵妄而声则微，或虚狂起倒而禁之则止，或蚊迹假斑而浅红细碎，或喜冷饮而所用不多，或舌苔虽赤而衣被不敛，或小水多利，或大便不结，此则恶热非热，明是寒证，所谓寒极反兼热化，阴盛隔阳也。"这类证候，都是病情严重的表现，必须治本，如果误作外感发热治疗，往往汗出虚脱。

7. 外寒内热

外寒内热，系假寒真热症。张景岳说："假寒者外虽寒而内则热，脉数有加，或沉而鼓击，或身寒恶衣，或便热秘结，或烦渴引饮，或肠垢臭秽，此则恶寒非寒，明是热证，所谓热极反兼寒化，阳盛隔阴也。"清热则寒自退，切戒辛温发表。

8. 上热下寒

足胫寒冷，面反微红似酣，兼见形寒，脉象沉细，或伴大便泄泻，系下元虚寒，阳气上越，称做"戴阳"，为虚脱证候之一。急用白通汤回阳，可加猪胆汁或黄连少许反佐，以防寒热格拒。服药后头汗出，脉忽浮大者难治。

肾阴亏而虚火上炎，也能呈现足冷头热，但多兼见咽干、目红，当用引火归原法，治宜七味地黄丸。胸中烦热者，加黄连少许以反佐。

白通汤 葱白 干姜 附子

七味地黄丸 熟地 山萸 山药 茯苓 丹皮 泽泻 肉桂

9. 身热足寒

身热、足部独凉，常见于“湿温”证。多因湿浊偏重，阳气被郁，治宜清化淡渗，使邪去则阳自通，叶天士所谓“通阳不在辛热而在利小便”，切勿误认为阳虚。

10. 半侧寒冷

本证较为少见，患者自头至足左半或右半身不温，汗出时亦一侧独无，当风则一侧先觉冷气砭骨，关节运动自如，酸软乏力，脉象沉细。用右归饮加当归、细辛，温运阳气，通其血脉。

右归饮 附子 肉桂 熟地 山萸 山药 杜仲 杞子 炙草

11. 身痛

一身尽痛，在伤寒、伤湿等外感证中经常出现，均由经络阻滞，气血不和，治以祛邪为主。汗出后外邪已去，身仍疼痛，脉象沉迟，便当调和营卫。此证必须审察有邪无邪，有外邪的重在解表，没有外邪的应和气血。身痛，是指全身肌肉都痛，如只有四肢酸疼，属于痹证一类，参阅四肢证状“四肢疼痛”条。

跌打损伤，身体疼痛，皮肤有青紫块，系气滞瘀凝，用复元活血汤加减。

身痛如被打伤，皮肤青紫，面青，咽喉痛，《金匮要略》称为“阴毒”，如果面赤斑斑如锦纹，咽喉痛，吐脓血，则为“阳毒”。阳毒用升麻鳖甲汤，阴毒于方内去雄黄、蜀椒。关于阴阳毒，历来注解有不同意见，考查《诸病源候论》有伤寒阴阳毒候和时气阴阳毒候等，似与时病中的“发斑”相近。发斑可以出现两种不同的外候，习惯上分为“阳斑”和“阴斑”，参阅本门“发红斑”条。

复元活血汤 当归 桃仁 红花 穿山甲 大黄 柴胡 天花粉 甘草

升麻鳖甲汤 升麻 鳖甲 当归 川椒 雄黄 甘草

12. 身　重

身重，常见于湿证。湿浊内阻，气机不畅，清阳不升，起卧沉重，行动懒惰，用平胃散温化和中。

久病、虚弱证出现体重不能转侧，扶持亦觉费力，为体力极虚，预后多不良。

平胃散 苍术 厚朴 陈皮 甘草

13. 身　痒

身痒，为风寒客于肌表，得不到微汗透达，又不化热传里，感觉全身发痒，好像虫行，皮肤无异征，用桂枝麻黄各半汤。

身痒抓破出现细小血点，为风热郁于孙络，用四物消风散。如搔后多白屑，为血虚生燥，用滋燥养荣汤。

外科皮肤病中的“浸淫疮”，初起细瘰如粟米，瘙痒流出脂水，因脂水蔓延成片，兼有痛感，宜祛风胜湿，凉血清热，用升麻消毒饮加苍术、黄连，并以青蛤散外搽。又有“粟疮”，形如粟粒，色红瘙痒，久不愈，能消耗血液，肤如蛇皮，用消风散。

“癣疮”奇痒难忍，多发于局部，由湿热、血燥及风毒形成，有干、湿两种。“干癣”干燥无脂水，搔后起白屑；“湿癣”潮湿，搔痒则多粘液。本证极为顽固，故有“顽癣”之称，内服药难于见效，多用外治法，干癣用癣药水，湿癣用青黛散。

接触漆毒或对漆气过敏者，先由面部作痒浮肿，抓之象“瘾疹”，渐传肢体，痒痛难忍，皮破后，溃烂流水，称做“漆疮”。漆气辛热有毒，用化斑解毒汤加荆芥、蝉衣、浮萍、生甘草清解，亦可外搽青黛散，不宜洗浴。

“风疹”和“痱子”亦作痒，参阅本门“风疹”、“痱子”各条。

桂枝麻黄各半汤 桂枝 白芍 麻黄 杏仁 炙草 姜 枣

四物消风散 生地 当归 荆芥 防风 赤芍 川芎 白鲜皮 蝉皮 薄荷 独活 柴胡 枣

滋燥养荣汤 生地 熟地 当归 白芍 黄芩 秦艽 防风 甘草

升麻消毒饮 升麻 归尾 赤芍 银花 连翘 牛蒡 山栀 羌活 白芷 红花 防风 桔梗 甘草

青蛤散 蛤粉一两 青黛三钱 石膏一两 轻粉五钱 黄柏五钱 研末，麻油调制块状，用时凉水化涂患处。

消风散 荆芥 防风 当归 生地 苦参 苍术 蝉衣 胡麻 牛蒡 知母 石膏 甘草 木通

癣药水 百部八两 蛇床子八两 土槿皮十两 硫黄

八两　白砒二钱　斑蝥二两　樟脑一两二钱　轻粉一两二钱　用米醋二十斤浸。

青黛散　青黛二两　石膏四两　滑石二两　黄柏四两　研末，麻油调涂。

化斑解毒汤　升麻　石膏　连翘　牛蒡　人中黄　黄连　知母　玄参　竹叶

14. 自　汗

自汗是不用发汗药和其他刺激因素而自然出汗，如“伤风”、“风温”证均有自汗出证状。但一般所说的自汗，多指内伤杂证，主要由于卫气不固，津液外泄，所以汗出后有形寒、疲乏等现象。轻者用牡蛎散，重者用补阳汤，并可用龙骨、牡蛎、糯米等分研细末外扑。

局部汗出的原因不同，以头和手足为多见，参阅头面证状“头汗”和手足证状“手足心热”各条。

牡蛎散　牡蛎　黄芪　麻黄根　浮小麦

补阳汤　人参　黄芪　白术　甘草　五味子

15. 盗　汗

盗汗，亦称“寝汗”，睡时汗液窃出，醒后即收，收后不恶寒，反觉烦热。多因阴虚热扰，心液不能敛藏，《内经》所谓“阳加于阴谓之汗”。故治盗汗以养阴清热为主，不同于自汗的偏重益气固表，用益阴汤。内热重或五志之火易动者，可与当归六黄汤结合应用。

益阴汤　生地　山萸　丹皮　白芍　麦冬　山药　泽泻　地骨皮　莲子　灯心　五味子

当归六黄汤　当归　黄芪　生熟地　黄芩　黄连　黄柏

16. 汗出不止

一般汗出过多，消耗元气和津液，并因汗为心液，心脏亦易虚弱，宜用生脉散治之。外感证发汗，汗出不止，热退而反恶寒，小便困难，四肢拘急，屈伸不利，为卫气不固，称做“亡阳”，有虚脱危险，用芍药甘草附子汤或桂枝加附子汤扶阳为要。必须注意，此证名为亡阳，阴液亦亡，故白芍亦为主药。

汗出如珠，凝滞不流，或汗出如油，着手黏腻，常伴气喘声微，为元气耗散，绝证之一，称做“绝汗”。

芍药甘草附子汤 白芍 炙草 附子

桂枝加附子汤 桂枝 白芍 附子 炙草 姜 枣

17. 半身汗出

偏左或偏右半身汗出，多因气血不周，不是止汗所能收效，用十全大补汤加减，益气养营，助阳固卫。凡半侧汗出后，皮肤空疏，最易感受风邪，形成半身不遂，《内经》所谓“汗出偏沮，使人偏枯”，应早为防止。

下肢瘫痪证，汗出多在胸部以上，患处无汗，病情逐渐好转，汗亦逐渐及下。倘因外感发汗，也不能全身得汗，不可强劫。

十全大补汤 黄芪 肉桂 党参 白术 熟地 白芍 当归 川芎 茯苓 甘草

18. 汗斑

夏季用刚晒过的巾布擦汗，往往留有斑痕。单方用密陀僧、铅粉等分研匀，生姜蘸擦。一方用硼砂研细擦之。

“紫癜风”和“白癜风”，亦属汗斑一类，由风湿侵入毛孔，毛窍闭塞而成。紫因血滞，白因气滞，初无痛痒，久则微痒，均宜内服胡麻丸，外用密陀僧散搽擦。

胡麻丸 胡麻 防风 苦参 菖蒲 威灵仙 白附子 独活 甘草

密陀僧散 雄黄二钱 硫黄二钱 蛇床子二钱 密陀僧一钱 石黄一钱 轻粉五分 研末，醋调搽患处。

19. 发 红 斑

温病和伤寒病化热，邪入营分，身热不退，皮肤出现红斑，圆形或椭圆形不等，或互相连接如云片。初见于胸膺部，迅速发展至背、腹及四肢等处，颜色亦逐渐加深。患者口渴引饮，烦躁不能安寐，舌质红，苔干糙少液，严重的神昏谵语。此系病邪由气入营，自内达外，属于肌肉之病。治法，因胃主肌肉，而邪热已盛，不宜辛透，故多在清胃的基础上加入清血，用化斑汤。但发斑虽由胃热，与诸经之火也有关系，必要时还须助其透泄，所以常用消斑青黛饮加减。神昏谵语者，兼予紫雪丹开窍清神。一般发斑在七天后渐退，身热随着减轻，也有纠缠至较长时期。

发斑是一个严重证候，治不得当，可致死亡。如已发不透，或受寒凉，斑色变成暗紫，为血瘀凝滞，当考虑佐用赤芍、红花、穿山甲等药消散，切忌一派寒凉。

化斑汤 石膏 知母 玄参 犀角 甘草 粳米

消斑青黛饮 青黛 黄连 山栀 玄参 知母 生地 犀角 石膏 柴胡 人参 甘草 姜 枣

紫雪丹 滑石 石膏 寒水石 磁石 羚羊角 犀

角　木香　沉香　丁香　升麻　玄参　甘草　朴硝　硝石　朱砂　麝香（成药）

20. 发红疹

温热病身热不退，发出红色小点，称为“红疹”，与发斑原因相同。但斑最重，疹稍轻，斑属肌肉为深，疹在血络较浅，虽然也能同时出现，不可混为一种。大概温热病治疗适当，可以不发斑疹，斑疹的发生均由热郁营分不得外泄，所以一经发现，便当佐以清营，大忌辛温升散，亦禁凉腻遏伏，以免吐衄、神昏等变证迭出。又斑疹当使逐渐轻减，热退身凉，如果突然退尽，多属病邪内陷，预后不良。治红疹宜银翘散去豆豉加生地、丹皮、大青叶、玄参，热盛神志不朗，参用清宫汤。

附：西医诊断的血小板减少症，主要表现为出血倾向，皮肤出血点尤为多见。这种出血点，极似红疹，往往伴有午后低热，但与温热病的红疹显然不同，治宜养阴清血为主，如生地、鳖甲、阿胶、白芍、升麻、紫草根等。

银翘散　连翘　银花　豆豉　荆芥　薄荷　桔梗　竹叶　牛蒡　甘草　芦根

清宫汤　玄参心　莲子心　竹叶心　连翘心　带心麦冬　犀角

21. 发白㾦

湿温病寒热盛衰不解，心烦胸闷，泛漾作恶，舌苔黄腻，最易出现白㾦。白㾦是皮肤上发出细白水泡，因其晶莹饱绽，也称“晶㾦”，亦与红疹并称为“红白疹”。由于湿热之邪郁于肌表，不能透泄，故随着汗液发出，发出后反觉病情稍松。先见颈、胸，渐及腹、背，也有布及四肢，先少后密，伴有一种酸腐气为其特征。大概一天涌出一次至两次，经过三四天后渐少，身热亦渐低，七天后即可出清，逐渐脱皮。严重的能纠缠至半月以上，有的发到后来，色不明亮，形如虱壳，称为“枯痦”，说明气阴两虚，预后不良。白痦属于气分，如果热重而营分亦病，常与红疹一齐出现，证情亦比较严重。白痦是病邪的出路，发一阵轻一阵，不能一阵发清，所以前人譬作剥茧抽蕉。宜在退热的基础上清化宣透，用氤氲汤加减，气阴两伤的可加入人参须、沙参、石斛，红疹并发的加丹皮、赤芍、紫草等，善后方剂用薏苡竹叶散。

氤氲汤 清豆卷 藿香 佩兰 青蒿 焦栀皮 连翘 滑石 通草 郁金 菖蒲

薏苡竹叶散 苡仁 竹叶 滑石 蔻仁 连翘 茯苓 通草

22. 麻 疹

麻疹，俗称“痧子”、“瘄子”，华北地区也称“糠疮”。小儿多难幸免，大人间或有之，由于先天胎毒感染时邪而发，发过后不再感染。流行季节多在冬、春两季，初起类似伤风，微有寒热。其特征为两目泪水汪汪，耳边不温，多喷嚏，咳嗽不爽。将发之前，面浮颊赤，口内两颊有白点，指纹浮露而红赤。发时躁乱不安，先在耳背、发际、颈项等处出现，继而额部颜面，再进而肩背、胸、腹，皮肤下隐隐有小粒匀净如沙，渐渐浮起，扪之触手。透发后身热和其他证状逐渐减退，疹点亦隐没，皮肤上有糠状落屑。全部病程可分为发热、见点和收没三个时期，每个时期平均为三天，前后共九天。麻疹宜出齐出透，一般以头、足俱有，面部多者为顺，但必须看其鼻上和手足心均有红点密布为出齐，摸其皮肤上尖耸有毛糙感为出透。同时应观察见点不透，或一出即收；疹点淡而不红，或赤紫滞暗，均为逆证。治疗麻疹以清透肺胃为主，用防风解毒汤或竹叶柳蒡汤加减，收点后只须清解血分余热。主要是防止恶化和后遗证，忌用辛热药、苦寒药和补涩药，误用后往往引起喘促鼻扇、昏乱痉厥、腹胀下利等逆证。后遗证中比较常见的为骨蒸羸瘦，发焦肤槁，俗呼"痧痨"；或咳嗽不止，气喘，痰中带血等，往往经久不愈。

小儿身热不高，皮肤微红，发出疹点，形如麻疹而无麻疹特征。疹点亦细小稀疏，分布较速，一二天内发齐，三四天后即退净。退后亦不脱屑。系风热所致，不关胎毒，称为"风痧"，用加味消毒饮。

防风解毒汤 防风 荆芥 薄荷 牛蒡 桔梗 甘草 竹叶 连翘 石膏 知母 木通 枳壳

竹叶柳蒡汤 竹叶 西河柳 葛根 牛蒡 知母 蝉衣 荆芥 薄荷 石膏 玄参 麦冬 甘草 粳米

加味消毒饮 荆芥 防风 牛蒡 升麻 甘草 赤芍 连翘 山楂

23. 风 疹

风疹，古称"痦瘤"、"瘾疹"，皮肤出现疙瘩，初起如蚕豆瓣，渐渐成片成块，色白不红，如被臭虫所咬，故俗称"风疹块"。此证愈搔愈痒愈多，满布全身，发内、耳内、手足心均奇痒难忍。时隐时现，反复发作。多因汗出受风，风热逆于肌表，亦与血热有关，宜消风散，酌加鲜首乌、紫背浮萍效果尤好。外用香樟木煎汤洗擦，可获暂时缓解。此证搔痒太过，皮肤破碎，亦能成疮，用茵陈、苦参各一两煎汤，或用蚕砂三两煎汤，乘热拭洗。

消风散 荆芥 防风 蝉衣 牛蒡 苍术 石膏 知母 生地 麻仁 木通 甘草

24. 痱　子

暑天出汗时，小儿和肥胖人多在皮肤发生密集的尖状红色小粒，剧痒刺痛，称为"痱子"。很快变成小脓泡，几天后就干燥，成细小鳞屑。由于暑热阻遏汗孔，宜内服六一散，外扑痱子粉。

六一散 滑石 甘草

25. 天　花

天花，古称"痘疮"，在儿科中与"麻疹"同属重病，并称痧痘。病因亦与麻疹相同，由先天胎毒感受外邪而发，但流行季节多在春夏。其整个病程，自发热、见点、起胀、灌浆、收靥至结痂，大约十五天。起病急骤，开始有寒战高热，三天后见点，一般顶尖根圆，红白分明，由面部渐及胸、背、四肢，全身满布，很快起胀，顶白根红，继即灌浆成脓泡，四围红晕紧束，接着逐渐收靥，疮色由蜡黄渐转为栗壳色，结成厚痂脱落。这是痘疮的正常情况，近来用牛痘预防，此症已基本上消灭。

与天花相似的"水痘"，初起亦有寒热，头面出现红点，渐及躯干，四肢较少，继变水泡，顶色白亮，根脚有红晕，并且和天花一样两两对生。但痘形皮薄色娇，根窠不圆净紧束，自见点至起胀，结成干痂脱落，只有五六天。另一特点，为见点程序先后不一，故皮肤上红点、水泡和干痂同时并见，不像天花的按程序一齐透发。水痘一般变证甚少，预后多佳。多由感染风热郁于肌表而发，治宜大连翘饮加减。

大连翘饮 连翘 当归、赤芍 防风 牛蒡 蝉衣 木通 滑石 瞿麦 荆芥 柴胡 黄芩 山栀 石膏 车前子 灯心

26. 皮肤发黄

一身皮肤发黄，为“黄疸”病的特征，同时出现目黄、小便深黄。可分为两类：黄色鲜明如橘子色，伴有身热，口渴，胸闷懊侬，腹满，大便秘结，舌苔黄腻的，为“阳黄”，属于胃有湿热；黄色晦如烟熏，畏寒，食欲不振，大便溏薄，舌苔白腻的，为“阴黄”，属于脾有寒湿。前者用茵陈蒿汤，后者茵陈五苓散或茵陈术附汤。无论阳黄或阴黄，发病的主要原因不离乎湿，所以黄疸多小便不利，利尿为主要治法。茵陈为黄疸主药，实际上就是因其能透发陈腐兼有利湿作用，故一般湿热证虽不发黄，亦多使用。

小便利而肤色黄，黄色淡白不泽，目不发黄，系营养缺乏的脾虚血少证，常伴困倦、眩晕、心悸，俗呼“脱力黄”，用小建中汤。

久病肤黄，枯燥如黄土，多属脾败之征，即《内经》所谓“色夭”，难治。

茵陈蒿汤 茵陈 山栀 大黄

茵陈五苓散 茵陈 白术 桂枝 泽泻 茯苓

猪苓

茵陈术附汤 茵陈 白术 附子 干姜 甘草

小建中汤 桂枝 白芍 甘草 饴糖 姜 枣

27. 皮肤发黑

肤色黑晦，称为“黑疸”，因其由女色伤肾所致，也叫“女劳疸”。系黄疸中的一种，多从黄疸转变而来，故都是黄中显黑，轻者仅额上微黑，目黄，小便亦黄。严重的形瘦，腹满，手足心热，大便溏薄微黑，脉象虚弦。到后期食呆呕恶，二便癃闭，神志昏迷，不易挽救。当于黄疸治法中参用硝石矾石散和黑疸汤。参阅本门“皮肤发黄”条。

附：西医诊断的阿狄森氏病，面部显著黧黑，手臂肤色亦黑，口唇、齿龈灰褐。结合其他证状如精神萎靡，食欲减退，小便频数，男子阳痿，尤其喜食咸味，脉象沉细等，均属肾阳不足，水气外露。可用熟地、附子、破故纸、淫羊藿、当归、鹿角胶、砂仁等温养肾命。

硝石矾石散 硝石 矾石

黑疸汤 茵陈 天花粉

28. 皮肤发赤

皮肤变红，如染脂涂丹，病名“丹毒”。因发生的部位不同，原因、名称和具体证状以及治法略有出入。发于全身的名“赤游丹毒”，初起有红色云片，往往游行无定，或浮肿作痛，伴有寒热头痛。轻者七日即消，重者红肿向四周扩大，并有胸闷呕吐，或神昏谵语。多因心火偏旺，再加风热乘袭，在小儿则与胎毒有关，用化斑解毒汤。发于局部的以“流火”为多见，参阅四肢证状“下肢红肿”条。

化斑解毒汤 升麻 石膏 连翘 牛黄 人中黄 黄连 知母 玄参 竹叶

29. 浮 肿

皮肤浮肿有“水肿”和“气肿”两种，以水肿为常见。水肿证皮肤鲜泽而薄，按之陷下有坑如糟囊不起，其肿或自上及下，或自下及上，也有从腹部开始渐及四肢全身。其原因以风邪和水湿为多，其病变以肺、脾、肾为主，但与三焦、膀胱亦有关系。一般分为“阳水”和“阴水”。阳水指在上在外，偏于热证实证，发作较急；阴水指在下在内，偏于寒证虚证，发作较缓。《证治要诀》上说:“遍身肿，烦渴，小便赤涩，大便多闭，此属阳水；遍身肿，不烦渴，大便自调或溏泄，小便虽少而不赤涩，此属阴水。”但是水肿的表里虚实往往错杂互见，在临床上必须根据证状的特点加以区别，前人分为“风水”、“皮水”、“正水”和“石水”四种。浮肿先见于面目，目窠如卧蚕，颈脉跳动，恶风，身热，咳嗽，骨节疼痛，脉浮，为风水；肿起于四肢腹部，腹大而不满，四肢沉重，脉浮，不恶风，为皮水；肿而呼吸喘促，不能平卧，脉象沉迟，为正水；肿以腹部明显，或引胁下胀满，脉沉，不喘，为石水。所以区别水肿，应注意其头面重还是四肢重，下肢重还是腰腹重。其次，水肿证小便短少，须注意其黄赤还是不黄赤，并须注意大便秘结还是溏薄。同时，肿的程度亦关重要，如见掌中无纹，腰平脐突，阴囊阴茎俱肿，膝部如斗，都属严重，预后不良。根据原因、证状和病变的脏腑进行治疗，有发汗、利水、温化、理气、健运、攻逐等方法。这些方法又须适当地配合使用。常用方剂有麻杏薏草汤、越婢加术汤、五皮饮、导水茯苓汤、防己茯苓汤、真武汤、实脾饮、胃苓汤、防己黄芪汤、疏凿饮子、舟车丸、禹功散等。病后调理，多用香砂六君汤和参苓白术散。水肿病忌食盐，否则肿不易消，《世医得效方》上说："凡水肿惟忌盐，虽毫末许不得入口。"并强调"不能忌盐勿服药，果欲去病，切须忌盐。"

"气肿"以腹部和四肢为明显，皮色不变，按之即起，腹虽大叩之如空鼓，亦称"肤胀"。由于脾、胃、三焦气机不运，常伴胸闷食胀。治宜行气消滞，用宽中汤加木香、香附、青皮。气不行则水不化，也能逐渐积水，须随时注意小便多少，腹内坚实与否。既已积水，即从水肿治疗。

浮肿兼见皮肤色黄，汗出染衣上如黄柏汁，足胫不温，小便不利，脉沉，名为"黄汗"。由汗出时入凉水洗浴，脾热水湿酝酿所成，用黄芪芍桂苦酒汤，肿甚者加防风、防己。

妇女妊娠浮肿称为"子肿"，与胎气有关，参阅妇科证状"怀孕浮肿"条。

麻杏薏草汤 麻黄 杏仁 苡仁 甘草

越婢加术汤 麻黄 石膏 甘草 白术 姜 枣

五皮饮 茯苓皮 生姜皮 陈皮 桑皮 大腹皮

导水茯苓汤 赤苓 泽泻 白术 大腹皮 木香 砂仁 槟榔 紫苏 麦冬 桑皮 灯心 陈皮 木瓜

防己茯苓汤 防己 茯苓 黄芪 桂枝 甘草

真武汤 附子 白术 白芍 茯苓 姜

实脾饮 附子 炮姜 白术 茯苓 甘草 草果 厚朴 木香 木瓜 大腹皮 姜 枣

胃苓汤 苍术 白术 桂枝 茯苓 猪苓 泽泻 厚朴 陈皮 甘草

防己黄芪汤 防己 黄芪 白术 甘草

疏凿饮子 槟榔 商陆 茯苓皮 大腹皮 椒目 赤豆 秦艽 羌活 泽泻 木通 姜皮

舟车丸 黑丑 大黄 甘遂 大戟 芫花 青皮 橘红 木香 轻粉

禹功散 黑丑 茴香

香砂六君汤 人参 白术 茯苓 甘草 木香 砂仁

参苓白术散 人参 白术 茯苓 山药 扁豆 砂仁 苡仁 陈皮 莲子 甘草 桔梗

宽中汤 白术 枳壳 厚朴 陈皮 茯苓 半夏 山楂 神曲 莱菔子 姜

黄芪芍桂苦酒汤 黄芪 白芍 桂枝 米醋

30. 消 瘦

形体日渐消瘦，常见于虚损病证，因脾主肌肉，应结合主证培养中焦气血。如最显著者为“肺痨”，当用补脾养肺法。

肌肉消瘦，以四肢大肉尽脱最为严重，参阅四肢证状“四肢消瘦”条。

妇女无病而形消骨立，《东医宝鉴》曾经特别提出，认为亦由气血不充，用人参煎汤送服谷灵丸。

凡能食而身体日瘦，当防“消渴”；体胖人逐渐瘦弱，兼见痰多咳嗽，肠间漉漉有声，多为水饮证。参阅内脏证状“善食易饥”和腹脐证状“腹鸣”各条。

谷灵丸 黄芪 牛膝 当归 附子 熟地 茯苓 杜仲 苍术 白术 肉桂 枸杞子

31. 疲 乏

浑身疲困，行动乏力，多属虚证，宜气血两补，用八珍汤。但行动呼吸短促，偏重在气；动时觉热，心悸汗出，偏重在血。用药应有侧重。

湿能滞气，暑能伤气，夏季暑湿内阻，往往身无大病，疲乏不堪，俗称“疰夏”，轻者用藿香、佩兰泡饮，重者用清暑益气汤加减。

清暑益气汤 人参 黄芪 甘草 当归 麦冬 五味子 葛根 升麻 苍术 白术 青皮 陈皮 黄柏 神曲 泽泻 姜 枣

32. 肌 肉 跳 动

肌肉跳动，常见于血虚证，因筋脉失养所致。《伤寒论》称为“筋惕肉瞤”，不作主证治疗。

33. 肌 肤 麻 木

麻木指知觉消失，亦称“不仁”，常见于中风的中络证，如《金匮要略》上说：“邪在于络，肌肤不仁。”参阅头面证状“颜面麻木”条。

“麻风”古称“疠风”，初起皮肤麻木，次起白屑红肿，蔓延成癞，形如蛇皮，成片落下，甚则破烂，厚肿无脓。如果病毒入里，产生眉落、鼻梁崩塌、唇翻、眼弦断裂等症，均属难治。一般治法宜祛风、化湿、杀虫，佐以调养气血，初用万灵丹洗浴发汗，次服神应养真丹，皮破的先用必胜散，次服万灵丹，其他如蝮蛇酒、何首乌酒均可酌用。

万灵丹 苍术 羌活 荆芥 防风 细辛 川芎 乌药 当归 川乌 石斛 麻黄 天麻 雄黄 甘草 首乌 全蝎（成药）

神应养真丹 羌活 木瓜 天麻 白芍 当归 菟丝子 熟地 川芎

必胜散 大黄 槟榔 白牵牛各一钱 粉霜一钱二分 研末，年壮者分五服，中年久虚者作七服。

蝮蛇酒 蝮蛇一条，用白酒二斤醉死，加入人参五钱。

何首乌酒 首乌四两 归身 穿山甲 生熟地 虾蟆各一两 侧柏叶 松针 五加皮 川草乌各四钱 黄酒二十斤浸。

34. 肌肤枯糙

肤肤干枯粗糙，多由血虚生燥。《内经》称为“索泽”，刘河间所谓“诸涩枯涸，干劲皴揭，皆属于燥”。用生血润肤饮，方内少佐桃仁、红花取其润燥和血，不同于祛瘀。

瘀血内阻，新血不生，肌肤失其营养，常如鳞甲干错，称为“肌肤甲错”，伴见两目眩黑，腹满不能饮食。治宜缓中补虚，用大黄䗪虫丸，但破瘀力峻，非审证正确，不宜轻用。

生血润肤饮 生地 熟地 天冬 麦冬 当归 黄芪 黄芩 桃仁 红花 瓜蒌 五味子

大黄䗪虫丸 大黄 黄芩 甘草 桃仁 杏仁 白芍 地黄 干漆 虻虫 水蛭 蛴螬 䗪虫（成药）

35. 小儿五迟

五迟，系“立迟”、“行迟”、“发迟”、“齿迟”、“语迟”。在一般发育时期，表现为肢体软弱，筋骨不固，四肢无力，站立不稳，行步困难，牙齿迟迟不出，头发稀疏萎黄，二三岁仍不能言语，神情呆钝。此证由于先天不足或后天失养，使小儿发育成长受到障碍所致。治宜补益五脏，培养气血。立迟、行迟、齿迟以补肾为主，用补肾地黄丸；发迟养血为主，用胡麻丹；语迟养心为主，用菖蒲丸。

补肾地黄丸 熟地 山萸 山药 鹿茸 牛膝 泽泻 丹皮 茯苓

胡麻丹 胡麻 地黄 首乌 当归 白芍 牡蛎

菖蒲丸 人参 菖蒲 麦冬 远志 川芎 当归 乳香 朱砂

36. 小儿五软

五软，系“头软”、“项软”、“四肢软”、“肌肉软”、“口软”。表现为头项软弱倾斜，不能抬举，口软唇弛，咀嚼无力，手软下垂，不能握举，足软不能站立，肌肉松软不坚，皮宽肉削，同时智力也迟钝。此证主要由于脾肾脏气虚弱，不能滋养骨肉所致，用扶元散加鹿角胶。

扶元散 人参 白术 茯苓 茯神 黄芪 熟地 山药 炙草 当归 白芍 川芎 菖蒲 姜 枣

37. 小儿五硬

五硬，系“仰头”、“哽气”、“手足心坚”、“口紧”、

"肉硬"。由于风寒凝滞，阳气不得宣通，以致头项、肌肉、手足等处缺乏濡养，表现为头项强直，不能俯视，难以转动，面青气冷，胸膈壅滞，肚大青筋隐现，肌肉紧张，四肢板硬。多发于一二周岁小儿，治宜祛风散寒，兼调气血，用乌药顺气散。凡小儿五迟、五软都由先后天不足形成。五硬虽由外邪引起，亦因气血不营，故治疗必须注意调养，否则往往成为痼疾。

乌药顺气散 麻黄 白芷 川芎 桔梗 枳壳 僵蚕 乌药 炮姜 甘草 橘红 葱白

38. 冻　伤

冬季野外工作，受严寒侵袭，引起局部气血凝滞。初起皮肤苍白无感觉，缓解后呈紫红色，微肿微痒，逐渐结成硬块，肌肤坼裂，痒痛难忍，有时亦麻木。多生于手足和耳部，称为"冻疮"，也叫"冻瘃"。严重的创面周围现青紫，高肿刺痛，或流血脓，也有肌肉色黑，造成肉死形损，骨脱筋连，转化为"坏疽"。轻者在未溃前用红灵酒或生姜频擦，已溃者按溃疡处理。气血衰弱的可用人参养荣汤和黄酒内服。

红灵酒 当归 肉桂各二两 红花 花椒 干姜各一两 樟脑 细辛各五钱 用酒精二斤浸，棉花蘸擦患处。

人参养荣汤 人参 当归 白芍 熟地 白术 黄芪 肉桂 甘草 五味 茯苓 远志 陈皮

39. 汤 火 伤

受沸水烫伤或烈火灼伤，轻的浅在皮表，只有皮肤潮红疼痛，或渐起水泡，若脱去表皮，露出红肉渐干而愈。重的深在肌肉或筋骨，伤后立刻起发水泡。若脱去表皮露出灰白或暗红肉色，表示肌肉已经受伤。更重的水烫则皮塌肉烂，火灼则皮焦肉卷，继而流脂溢脓，疼痛剧烈。尤其火毒之气能伤内脏，出现烦躁、气喘、神昏现象。所以必须注意两个方面，一方面看伤面的大小和深浅，一方面看有无内证发现。治疗方面，轻证可用外治收功，重证须兼服药。一般外治法，分为：①洗涤伤面，用黄连水或黄柏水或银花、甘草水淋洗；②水泡处理，大者用针刺破，去其毒水，小者不必刺；③伤面处理，用清凉膏等外搽。内服药以清火解毒养阴为主，用黄连解毒汤加减。如后遗疤痕疙瘩，可用黑布膏搽涂。

清凉膏 风化石灰一升 用水四碗澄清，取水一分加麻油一分调和，用鸡翎蘸涂患处。

黄连解毒汤 黄连 黄芩 黄柏 山栀

黑布膏 五倍子二两八钱 蜈蚣一条 研末，用蜂蜜六钱，黑醋半斤调和。

40. 咬 伤

常见者为毒虫、蛇、犬咬伤，轻则肿痛腐烂，重则危及生命。毒虫如蜈蚣咬伤，伤处微肿，其痛切骨，或浑身麻木，用雄鸡口内涎沫抹搽，或甘草、雄黄细末，菜油调敷，或新鲜桑叶捣烂外敷。蝎子螫伤痒痛肿胀，甚则痛引全身，用大蜗牛捣涂，或胆矾、米醋和敷。蜂叮伤，有刺入肉，必须挑去，即用口唾涂抹。树间毛虫刺伤，有毛散入肌肤，初痒后痛，势如火燎，用豆豉、豆油捣敷。其他虫类咬伤，虽肿不痛，或作微痒，一般能自消。

蛇咬，须辨毒蛇咬和无毒蛇咬。无毒蛇咬，所遗留的齿痕多为六列，即一边四列，一边二列；毒蛇咬，则为四列。被蛇咬伤的疮口附近有明显水肿，初为灼痛，继则麻木，大多伤在手足部，肿胀逐渐向上蔓延。一般咬后当天即肿，第二天肿更甚，第三天保持原状，第四天开始消退，约七天左右全部消失。当蛇咬后的当夜，眼睑下垂，视力模糊，对面看不见人，呼吸困难，呕吐，脉象细数，身热随肿势上升，但肿退热亦退，热势比肿退较快。应当注意，毒蛇咬伤在数小时或十数小时内可致死亡。应即内服季德胜蛇药片五片，并将此药用温开水溶化，敷在距离伤口约半寸的周围，伤口不可涂药，以使毒液排出。

犬咬须分家犬和疯犬。疯犬的形态失常，舌伸流涎，头低耳垂，眼红尾拖，急走无定。家犬咬伤只局部有齿痕，甚则腐烂。疯犬咬伤，初期和家犬咬伤相同，无特别证状，日后开始精神萎靡，伴有恐惧、失眠、烦躁、口渴、小便涩痛，久则对色和光都很敏感，见火就怕，闻锣声则惊，轻微刺激即可引起搐搦。如见二便俱闭，烦乱腹胀，口吐白沫，发狂吠人，其声如犬，眼神露白，则属病危。初起服扶危散，继服玉真散，并常啖杏仁预防其毒攻心。

编者按：犬咬伤，应立即注射狂犬疫苗。

蛇药片　略（成药）

扶危散　斑蝥按犬咬日数用，一天一个，糯米炒　飞滑石一两　雄黄一钱　麝香二分　研末，每服一钱，用黄酒或米汤送下。

玉真散　南星　防风　白芷　天麻　羌活　白附子各一两　研末，每服三钱，热酒一杯调服。

41. 跌打损伤

一般所说跌打损伤，包括刀枪、跌仆、殴打、擦伤和运动、练武等受伤，有破损、疼痛、伤筋、折骨、脱臼、出血、皮肤青紫等多种外伤现象，也有吐血和呼吸时内部刺痛等内伤证候。范围相当广泛，应由伤科急救和手术治疗。在内服药方面，以止血、散瘀、行气、止痛、舒筋、坚骨为主，方剂如七厘散、参黄散、紫金散、复元活血汤、壮筋养血汤、正骨丹等，均可适当使用。

七厘散 乳香 没药 当归 儿茶 红花 血竭 朱砂 麝香 冰片（成药）

参黄散 参三七 大黄 厚朴 枳实 桃仁 归尾 赤芍 红花 穿山甲 郁金 延胡 肉桂 柴胡 甘草 青皮

紫金散 紫荆皮 骨碎补 蒲黄 丹皮 归尾 红花 川芎 续断 地鳖虫 桃仁 乳香 没药 热黄酒冲服。

复元活血汤 当归 桃仁 红花 大黄 穿山甲 花粉 柴胡 甘草

壮筋养血汤 当归 熟地 白芍 丹皮 红花 川芎 续断 杜仲 牛膝

正骨丹 归尾 大黄 没药 乳香 五加皮 青皮 川芎 香附 自然铜 硼砂

二、头面证状

头居人体最高部位。脏腑清阳之气上于头，手足三阳经脉均会于头，主一身之阳的督脉亦达巅顶，所以称为诸阳之会。因其位高而属阳，在内、外因里以风邪和火气最易引起头部症证，所谓火性炎上，巅顶之上惟风可到。另一方面，又因内脏虚弱，清气不升，或风冷侵袭，阳气郁滞，同样能出现虚和寒的证候。此外，脑为髓海，有余不足，都能影响全身精力，面色亦能反映内脏病变。本门包括头痛、头胀、头晕、脑鸣、脑胀、面肿、面色异常及囟门、眉发证状，并适当地采入了一些外科疾患。临床上必须分辨内、外原因，寒热虚实，结合脏腑经络，进行治疗。

42. 头　痛

头痛在外感和内伤杂病中均能出现，为常见证状之一，有时还作为主证。由于痛的原因甚多和程度不同，诊治也相当复杂。外感中由风寒、风热和雾露外湿引起的最为多见，其鉴别是："风寒头痛"，初起感觉形寒头胀，逐渐疼痛，牵及后脑板滞，遇风胀痛更剧，并伴浑身关节不舒畅，精神困倦。治宜疏散风寒，用川芎茶调散。"风热头痛"，痛时亦有胀感，见风更剧，伴见口干、目赤、面部潮红、宜疏风散热，用桑菊饮加减。本方原治风温病初期，故适用于风热头痛的轻症，如果胀痛剧烈，兼有小便短赤，大便秘结及唇鼻生疮等内热症，应用黄连上清丸苦寒降火，偏重治里。“湿邪头痛”，痛时昏胀沉重，如有布帛裹扎，四肢酸困，舌苔白腻。这种头痛虽以湿邪为主，也与风寒有关，宜疏表胜湿，用羌活胜湿汤，目的在于使风湿从汗而解。外感头痛，由外邪引起，基本治法相同于外感病初期的治法，但如果以头痛为主证，当在辛散轻扬的治则上佐以缓痛兼清头目。一般用荆芥、防风、薄荷、菊花为基本药。偏于寒的加羌活、葱白；偏于热的加桑叶、焦山栀；偏于湿的加苍术、生姜。至于白芷、藁本、细辛等，虽有止痛作用，一般用作头痛要药，但因气味辛温，香燥走窜，用不得当反易引起晕弦，非必要时可以不用，用亦不宜量大。针灸治疗须按痛的部位，参阅本门“偏头痛”条。

外感头痛经久不愈，或素有痰火，复因当风取凉，邪从风府入脑，成为“头风”痛。时作时休，一触即发，往往在刮风天的前一日痛甚，至刮风天痛反轻减。此外，恼怒、烦劳和情志抑郁亦能引发。发时一般剧烈，痛连眉梢，常如牵引状，目不能开，头不能抬举，头皮麻木，宜消风散茶调内服，并用透顶散搐鼻。又有“雷头风”证，名相同而实际不同，参阅本门“脑鸣”条。

内伤头痛的原因，常见者有血虚、气虚、肝火、痰浊和寒厥几种。“血虚头痛”，痛时目眩，自眉梢上攻，伴见面色㿠白，手心觉热，脉象细弱，多由失血后、大病后及产后等引起，宜补肝养营汤。血液不充，最易产生虚阳上扰，头痛偏重两侧，眩晕亦更明显，目眶痛，眼皮酸重，怕见阳光，喜静恶烦，泛恶欲吐，睡眠不安，严重的巅顶如有物重压，兼有麻木感，称为“肝阳头痛”。此证由于基本上是血虚，宜养血治本，潜阳治标，用驯龙汤加减。“肝火头痛”的特征，痛而头胀，“寒厥头痛”，痛而脑冷，气虚和痰浊头痛，痛而昏重有空洞感，治法参阅本门“头胀”、“头重”、“脑冷”各条。

头痛剧烈难忍，连脑户尽痛，手足青至肘、膝关节，名为“真头痛”。前人认为脑为髓海，真气所聚，受邪后不超过十二小时必死，急灸百会穴，并进大剂参附，可望十中一生，但兼见天柱骨仰折的，终难抢救。

川芎茶调散 川芎 薄荷 荆芥 防风 白芷 羌活 细辛 甘草

桑菊饮 桑叶 菊花 薄荷 桔梗 连翘 杏仁 甘草 芦根

黄连上清丸 黄连 黄芩 黄柏 山栀 菊花 薄荷 葛根 桔梗 连翘 花粉 玄参 大黄 姜黄 当归 川芎（成药）

羌活胜湿汤 羌活 独活 防风 藁本 蔓荆子 川芎 甘草

消风散 羌活 荆芥 防风 藿香 厚朴 僵蚕 蝉衣 人参 茯苓 陈皮 甘草

透顶散 细辛两茎 瓜蒂七个 丁香三粒 冰片 麝香各分半 糯米七粒 先研药，后入冰、麝研匀，每用豆许搐鼻。

补肝养营汤 生地 当归 白芍 川芎 菊花 陈皮 甘草

驯龙汤 生地 当归 白芍 羚羊角 真珠母 龙齿 菊花 薄荷 桑寄生 钩藤 独活 沉香

43. 偏 头 痛

偏头痛，一般多指痛在左右而言，从广义来说，很多头痛偏在局部，皆属偏头痛范围。所以有三阳经头痛分治法，即痛偏后脑为“太阳头痛”，用羌活、麻黄为引，针后顶、风池、大杼、昆仑穴；痛偏前额为“阳明头痛”，用葛根、升麻为引，针上星、印堂、头维、阳白、攒竹穴；痛偏两侧为“少阳头痛”，用柴胡、黄芩为引，针太阳、头维、率谷、列缺、中渚、侠溪穴。参阅本门“头痛”条。

44. 两 太 阳 痛

太阳，属少阳经，参阅本门“偏头痛”条。单方用生姜切薄片贴两太阳穴，能缓解。

45. 巅 顶 痛

痛在巅顶，正当百会穴，为相火偏旺，循督脉上扰。不可辛散，用三才汤加牡蛎、龟板，并针百会、通天、昆仑、至阴、太冲等穴。

三才汤 天冬 熟地 人参

46. 眉 棱 骨 痛

常与阳明头痛或少阳头痛伴见。若单独出现者，多为风热外束，痛时目不能开，用选奇汤。

选奇汤 防风 羌活 黄芩 甘草

47. 头　胀

头胀多因恼怒引起肝火上逆，头胀且痛，昏沉觉热，头筋突起，口苦口干，严重的两耳暴聋，脉象弦紧，用龙胆泻肝汤。

感受外湿头胀，如布裹扎，参阅本门“头痛”条。

醉酒后湿热内阻，亦使头胀不清，用葛花解酲汤。

龙胆泻肝汤　龙胆草　生地　当归　黄芩　山栀　木通　车前　柴胡　甘草

葛花解酲汤　葛花　砂仁　蔻仁　木香　青皮　陈皮　人参　白术　干姜　茯苓　猪苓　泽泻　神曲

48. 头　重

久病或疲劳过度，中气不足，清阳不升，头痛沉重，悠悠忽忽，有空洞感，系属“气虚头痛”，用补中益气汤。

痰湿浊邪阻滞中焦，亦使头重胀痛，多伴胸膈满闷，呕恶痰涎，舌白厚腻或粘腻，用半夏天麻白术汤。这种头重头痛，虽然亦为清阳不升，但与气虚的头重头痛不同，彼因中气不足而清阳不升，此则为痰湿阻遏而清阳被抑，故彼用升补，此用健中、化痰、利湿为主。

补中益气汤　黄芪　党参　白术　当归　升麻　柴胡　陈皮　甘草　姜　枣

半夏天麻白术汤　半夏　陈皮　茯苓　干姜　泽泻　天麻　党参　黄芪　苍术　白术　神曲　麦芽　黄柏

49. 头　晕

视物旋转欲倒，严重的不能张目，目开即觉天翻地覆，胸中泛漾欲吐。多由肝肾阴亏，虚阳化风上扰，亦称肝风、内风，不可误用辛散，宜河车大造丸。他如滋阴熄风的鳖甲、阿胶、玳瑁、黑芝麻、羚羊角等均可酌加，常食淡菜（即贡干）亦有帮助。一般的说，头晕虚多实少，中虚的患者更易引起呕恶，可用枳壳、竹茹、陈皮等和胃，不需降逆。又肥胖人经常头晕，须防猝然仆到，成为“中风”。

从高坠下，头部受猛烈撞击，往往昏迷不省人事，《医宗金鉴》所谓“伤重内连脑髓”，急由伤科治疗。但大多遗留头晕，重胀畏光，喜静怕烦，类似内风，不易根治。

坐舟车时头晕呕吐，称为“晕车”，“晕船”，可服人丹等防止。

河车大造丸 紫河车 熟地 天冬 麦冬 龟甲 党参 杜仲 牛膝 黄柏 茯苓

50. 头　摇

猝然头部摇摆不能自制，多由风火煽动，用小柴胡汤去参加防风。长期头摇，多由内风形成，难治。

小柴胡汤 柴胡 黄芩 人参 半夏 甘草 姜 枣

51. 头目仰视

头后仰，目上视，常见于小儿“天钓”证。天钓为急惊的证候之一，发时以头目仰视最为突出，两目翻腾，泪出不流，壮热，手足抽搐。因邪热痰涎壅滞胸膈，不得宣通，先用苏合香丸，继服钩藤饮。

苏合香丸 苏合香 安息香 犀角 冰片 香附

木香　熏陆香　白术　沉香　丁香　麝香　朱砂（成药）

钩藤饮　钩藤　犀角　天麻　全蝎　木香　甘草　姜

52. 脑　鸣

脑内如有虫鸣，常伴耳鸣、目眩，为脑髓空虚所致。脑为髓之海，髓生于骨，骨属于肾，宜补肾阴，用左归饮。

“雷头风”证，脑内震动如雷鸣，头皮和面部肿起疙瘩，恶寒壮热，多由风、湿、热邪郁结三阳经，宜清宣升散，用清震汤。

左归饮　熟地　山萸　龟甲　枸杞子　麦冬　山药　杜仲　炙草

清震汤　升麻　苍术　荷叶

53. 脑　冷

风邪从风府穴上入于脑，头痛脑户觉冷，项背恶寒，名为“脑风”，用神圣散。

“寒厥头痛”由肝经寒气上逆，也称“厥阴头痛”。痛时脑内觉冷，畏风常欲蒙被而睡，面容惨淡忧郁，微带青晦，呕吐清涎粘沫，四肢不温，脉象沉弦或沉紧。治宜温肝和胃，用当归四逆汤或吴茱萸汤加当归、肉桂。

头痛从巅顶连及前额，特别怕冷，见风如直入脑户，痛亦偏在巅顶和前额，但并不剧烈，得温轻减，脉象虚细。由于督脉虚寒，阳明脉亦衰，用鹿角胶、熟地、熟附片、白芷、川芎、升麻、煨姜温养。

神圣散 葛根 麻黄 细辛 藿香

当归四逆汤 当归 桂枝 白芍 细辛 木通 甘草 枣

吴茱萸汤 吴萸 人参 姜 枣

54. 头汗

汗出只在头部，以阳明热证和湿热证为多见，因热郁于内，不得四散，循经上越，内热退则汗自止。肺热亦多头汗，用桑叶、桑皮清之。

病后及老人气喘等往往头部多汗，均属虚证。

小儿睡时惯常头汗，无其他证状，不属病象，俗呼“蒸笼头”。

55. 面浮

面浮为浮肿证状之一，常见于“风水”，《内经》所谓:“面肿曰风，足胫肿曰水。”参阅全身证状“浮肿”条。

56. 头面红肿

头面红赤肿大，两眼如线，甚则咽痛、耳聋，系感受温毒时邪，称为“大头瘟”，两颐肿大明显的也叫“虾蟆瘟”。治宜清热解毒，用普济消毒饮。

“面游风”，初起亦面目红肿，但痒如虫行，皮肤干燥，时起白屑，抓破出血，疼痛难忍，用消风散。

误食野菜中毒，寒热，面肿色赤，口干恶心，大便秘结，亦可用普济消毒饮加减。

普济消毒饮 黄连 黄芩 玄参 板蓝根 僵蚕 桔梗 甘草 牛蒡 柴胡 升麻 马勃 陈皮 连翘

薄荷

消风散 荆芥 防风 当归 生地 苦参 苍术 蝉衣 胡麻 牛蒡 知母 石膏 甘草 木通

57. 头面轰热

头面一阵一阵觉热，颊红耳赤，或伴汗出，数分钟或十数分钟即过，俗称“上火”，系阴虚证候之一。如无其他证状，宜常服六味地黄丸。

六味地黄丸 地黄 山萸 丹皮 山药 茯苓 泽泻

58. 颧红

两颧属肾，颧骨泛红，均属水亏虚火上浮，常见于痨瘵证，尤其是“肺痨”证。肺痨出现颧红，亦由金不生水，阴虚阳浮于上，不是肺脏本病，故多肺肾同治，用八仙长寿丸。

八仙长寿丸 麦冬 五味子 生地 山萸 山药 丹皮 茯苓 泽泻

附：风湿性心脏病患者，有的颧颊部也发红，但色暗，西医称“风心脸”，与此不同，应根据全面情况，进行辨证。

59. 颜面麻木

颜面麻木，为“中风”病内的中络证。其特征为半边颜面突然失去知觉，口眼㖞斜，病在左，歪向右，病在右，歪向左。多由汗出当风，风邪袭络，用牵正散内服，兼用外熏法。

牵正散 白附子 僵蚕 全蝎

外熏法 川芎 防风 菊花 薄荷 煎汤，用布蒙头熏，一日二三次。

60. 头缝不合

小儿头颅骨缝分裂，前囟扩大不能闭合，称为“解颅”。因先天不足，脑髓不充，常伴头现青筋，面色晄白，神情呆滞。甚至颅骨扩大，颈骨细弱，不能支持，并见眼珠下垂，白睛异常显露，目光无神。治宜内服和外敷并用，内服扶元散，外敷封锁散。

扶元散 人参 白术 茯苓 茯神 黄芪 熟地 山药 炙草 当归 白芍 川芎 菖蒲 姜 枣

封锁散 柏子仁 防风 南星 等分研末，每用一钱，以猪肝汁调匀，涂敷囟门，一日一换，时时用水湿润，勿使干燥。

61. 囟门下陷

小儿囟门显著下陷，甚则如坑，伴见面色萎黄，神气惨淡，四肢不温，指纹淡滞，称为“囟陷”。系先天亏损，用固真汤。在六个月以内的乳儿，头部微陷，不作病态论。

固真汤 人参 白术 茯苓 炙草 黄连 附子 肉桂 山药

62. 囟门凸起

小儿囟部突起如堆，称为“囟填”。有属于火气上炎的，按之浮软，伴有面赤唇红，指纹色紫，内服化毒丹，外用青黛凉水调敷。也有属于寒气凝滞的，按之较硬而无热，手足指冷，用理中汤。

化毒丹　犀角　黄连　桔梗　玄参　薄荷　青黛　甘草　大黄

理中汤　人参　白术　炮姜　甘草

63. 面色㿠白

面白缺少华色，同时口唇、指甲亦不红润，为血虚证状之一。倘骤然惨白，多为受寒和痛证的表明。面白如纸，则为心气垂绝。

64. 面色萎黄

面色黄而憔悴，为脾虚证状之一，多见于久泻、食少等症。

65. 面色晦滞

面上如蒙灰尘，暗晦不泽，为“湿温”病的特征，亦见于瘀血证。

66. 脱　发

发为血之余，一般脱发属于血虚，伤寒等大病后多脱发。也是气血亏损所致，可用二仙丸或固本酒调养。

“油风”证，俗称“鬼剃头”，头发干枯，成片脱落，系血虚受风，风盛生燥，不能营养肌肤。内服神应养真丹，外用毛姜搽擦，或用川乌粉醋调外搽。

二仙丸　侧柏叶　归身

固本酒　生地　熟地　天冬　麦冬　茯苓各二两　人参一两　黄酒浸。

神应养真丹　羌活　天麻　白芍　当归　菟丝子　木瓜　熟地　川芎

67. 发　白

除老年白发等外，一般因疾病引起的白发，以肾阴肝血不足为主要原因。用首乌延寿丹，或一味生首乌粉常服。

首乌延寿丹　首乌　豨莶草　菟丝子　杜仲　牛膝　女贞子　桑叶　银花　生地　桑椹子　金樱子　旱莲草　黑芝麻

68. 发　黄

头发枯黄不泽，多因火炎血燥，用草还丹内服，菊花散外洗。

草还丹　生地　地骨皮　菖蒲　牛膝　远志　菟丝子

菊花散　菊花　蔓荆子　侧柏叶　川芎　白芷　细辛　桑皮　旱莲草

69. 眉毛脱落

眉毛脱落，为“麻风”证状之一，由于病毒攻肺，参阅全身证状“肌肤麻木”条。

70. 头 皮 痒

头皮燥痒，搔落白屑，属风热，用消风散。

消风散　荆芥　甘草　僵蚕　防风　川芎　藿香　蝉衣　人参　茯苓　羌活　陈皮　厚朴

71. 头皮起块

头皮起块，为“雷头风”证状之一，参阅本门

“脑鸣”条。

72. 眉心辛辣

眉心有辛辣感，《内经》称为“辛频”，“鼻渊”证状之一，参阅鼻证状“鼻流浊涕”条。

73. 粉　刺

面部起碎疙瘩，形如粟米，色赤肿痛，挤破流出白粉汁，名为“粉刺”，由肺经血热形成。偶发者可勿治，多发者服枇杷清肺饮。

枇杷清肺饮　人参　枇杷汁　甘草　黄连　黄柏　桑皮

74. 雀　斑

生于面部，色淡黄，碎点无数，由热郁孙络，风邪外束，逐渐形成，外用时珍正容散。

时珍正容散　猪牙皂　浮萍　白梅肉　樱桃枝各一两　鹰粪白三钱　焙干研末，早晚用少许水调搽面。稍久以温水洗去。

75. 黑　痣

生面部，小者如黍，大者如豆，比皮肤高起一线，有自幼生的，也有中年生的，由孙络之血凝滞而成，无甚痛苦。如欲治疗，可试用水晶膏点之。

水晶膏　石灰用水化开，取末五钱，再用碱水浸石灰末，以水高二指为度，再取糯米五十粒撒于灰上，如水渐减少，陆续添注，泡一日一夜，将米取出捣烂成膏。用时将痣挑破，取少许点上，结痂后其痣自落。

76. 腮　　肿

两腮肌肉不着骨处，或左或右，漫肿焮热，寒热往来，病名“痄腮”，也称“含腮疮”。由于阳明风热，用柴胡葛根汤清解，兼有口渴、便秘者，用四顺清凉饮，并可外敷金黄散助其消退，切忌开刀。

“发颐”与痄腮相似，初起在下颌角处疼痛兼有紧张感，开口较难，肿胀逐渐延向耳前耳后，亦有寒热。但初肿如结核，渐大如桃如李，常因伤寒、温病汗出不畅，邪郁于少阳、阳明之络，故也称“汗毒”，与痄腮的属于原发不同。开始用荆防败毒散，不可过投寒凉，致使毒气内陷，肿及咽喉。破溃后依照一般溃疡处理。

柴胡葛根汤　柴胡　葛根　石膏　天花粉　黄芩　甘草　牛蒡　连翘　桔梗　升麻

四顺清凉饮　防风　山栀　连翘　甘草　当归　赤芍　羌活　大黄　灯心

金黄散　南星　陈皮　苍术　黄柏　姜黄　甘草　白芷　天花粉　厚朴　大黄（成药）

荆防败毒散　荆芥　防风　柴胡　前胡　羌活　枳壳　桔梗　茯苓　川芎　甘草　人参　姜

77. 热　　疖

多发于头面，并以夏季及小儿患此为多。主要由于感受暑热，不能外泄，阻于肌肤之间而成，故也叫“暑疖”。初起局部皮肤潮红，次日肿痛，但无根脚，范围有限，随见脓头，自溃流脓即愈。开始可用千槌膏俗称红膏药外贴，内服金银花露或六神丸清热解毒。疖子虽属小病，但此伏波起，少则数个，多至数十个，往往使小儿卧不能安，烦躁啼哭，形体消瘦，可在夏季内服西黄粉二分至三分预防。

千槌膏 松香 蓖麻子 铜绿 杏仁 儿茶 乳香 没药 血竭 轻粉 珍珠（成药）

六神丸 略（成药）

78. 瘌 痢 头

初起头生白痂，瘙痒难忍，日久蔓延成片，发焦脱落，亦名“秃疮”。多因湿热生虫所致，治法用葱汤洗净，擦润肌膏。验方用活虾洗净，捣烂涂患处，取布包扎，涂后奇痒，必须忍耐，一天后洗去，明日再涂，两三次能见效。

润肌膏 当归五钱 紫草一两 用麻油四两熬枯滤清，将油再熬，入黄蜡五钱溶化，待冷后，以生姜蘸擦患处。

三、目证状

目为五官之一，与脏腑有密切联系，所以《内经》上说："五脏六腑之精气皆上注于目而为之精。"在眼科的诊断上，惯常将眼部分为五轮，即黑睛为风轮属肝，目眦为血轮属心，目胞为肉轮属脾，白睛为气轮属肺，瞳神为水轮属肾。又分为八廓，即瞳神为水廓属膀胱，黑睛为风廓属胆，白睛为天廓属大肠，目胞为地廓属胃，内眦上方为火廓属小肠，下方为雷廓属命门，外眦上方为山廓属心包，下廓为泽廓属三焦。可见眼病虽然是局部疾患，多由于内脏病变所引起，根据这些不同部位，可以探知发病的根源。因此，除外治的点药、敷药和熏洗法以及利用器械和手法的技术操作外，一般均用内服药着重于整体治疗。从内科来说，目为肝之窍，所以目证状侧重于肝，同与目有关经脉——足太阳、阳明、少阳诸经论治。本门以内科为主，兼录部分眼科疾患，包括目眩、目痛、目肿、目赤、目黄、流泪、畏光、干涩、生翳、生星、瞳神散大、睫毛倒入等证。遇到特殊情况，应由眼科诊治。

79. 目　眩

眩是视物昏花迷乱的意思，比如蹲后起立，忽觉眼前一片乌黑，或黑花黑点闪烁，或如飞蝇散乱，俗称“眼花”。习惯上眩晕并称，临床上也经常同时出现，但眩为昏暗，晕为旋转，两者是有区别的。本证轻者属肝，沈金鳌所谓“血气衰而肝叶薄，胆汗减”；重者属肾，朱丹溪所谓“目疾所因，不过虚实，虚者昏花，由肾经真水之亏”。由于阴血不足，厥阴化风上扰，故《内经》说:“诸风掉眩，皆属于肝。”并因肝阳上扰，往往影响胃气和降，极易引起呕恶。治宜结合主证加入杞子、菊花、潼白蒺藜、牡蛎、天麻之类，呕甚者，酌加枳壳、竹茹。老年人可常服驻景丸。

驻景丸 熟地 菟丝子 车前子

80. 视力减退

视力减退，多因肝肾阴亏，精血不足，一般在瞳神无变形或变色的征象。除老年自然衰退外，严重的可以渐成“青盲”，以致失明。青盲初起并无障翳，外观和正常一样，只觉视力不断减退，宜服芎归明目丸、石斛夜光丸，切忌急躁恼怒，时宜闭目养神。

因视力减退而成为“远视”或“近视”，前人多从水火偏盛偏衰立论，认为不能远视乃气虚血盛，用定志丸；不能近视乃血虚气盛，用地芝丸。

芎归明目丸 地黄 当归 川芎 天冬 枸杞子 白芍 菊花 牛膝 甘草

石斛夜光丸 石斛 人参 天冬 麦冬 熟地 生地 苁蓉 菟丝子 茯苓 菊花 山药 青葙子 枸杞子 羚羊角 草决明 杏仁 五味子 白蒺藜 川芎 甘草 黄连 防风 枳壳 犀角 牛膝（成药）

定志丸 菖蒲 远志 茯神 人参

地芝丸 熟地 天冬 枳壳 菊花

81. 目视无神

患者自觉视物无力，多看酸困，均为阴虚之征。如果目内陷，光彩不足，见于虚证久病，预后不良。

82. 目赤

目红怕光，流泪多眵，沙涩难开，或先患一目传及两目，或两目同时红赤，俗称“赤眼”、“火眼”。多因风热引起，为一种急性传染性眼病，内服驱风散热饮，外用菊花泡水洗涤，或用鸡子清加黄连水打至泡起，取浮沫点眦内，并可预防。严重的因肺有伏热再感风邪，猝然发作，来势剧烈，兼有头痛、鼻塞、怕冷发热，用酒调散。如见胞肿如怀，白睛浮壅，风轮凹陷，眼珠剧痛，坐卧不宁，当服泻肺饮。一般眼科用药，散风多用防风、菊花，和血用赤芍、丹皮，清热用黄连、黄芩，热重用大黄泻之。

驱风散热饮 连翘 牛蒡 羌活 薄荷 大黄 赤芍 防风 归尾 甘草 川芎 山栀

酒调散 归尾 麻黄 苍术 赤芍 菊花 甘草 羌活 大黄 茺蔚子 桑螵蛸 研末，温黄酒调服。

泻肺饮 石膏 赤芍 黄芩 桑皮 枳壳 木通 连翘 荆芥 防风 山栀 白芷 羌活 甘草

83. 目黄

目黄，为“黄疸”证状之一，参阅全身证状“皮肤发黄”条。

84. 目 上 视

黑眼向上，形成白多黑少，称为“瞳子高”，亦称“戴眼”，系太阳经精气竭绝。常在“痉病”和小儿“惊风”、“脐风”等证出现，均属凶险。

85. 目 直 视

目睛不转动。因邪气壅盛，脏腑精气不能上荣于目，多为难治。也有与上视同见，称为“反目直视”，不治。

86. 目 歧 视

视一物为两物。有因肝肾虚的，用地芝丸，有因目系受邪，用驱风一字散。

地芝丸 熟地 天冬 枳壳 菊花

驱风一字散 川芎 荆芥 川乌 羌活 薄荷 防风

87. 眼 珠 突 出

风毒痰热蕴积脏腑，上冲于目，致令眼珠突出痒痛，名为“睛胀”，用泻肝散。倘然只在黑珠上突出如豆，周围有薄膜，疼痛难忍，系肝经积热上冲，使睛内神膏从破处绽出黑睛，称做“蟹睛”。经久虚软不痛，视物昏暗，损及瞳神，能使失明。初用羚羊角散，后用镇肾决明丸。睛胀和蟹睛有因外伤引起的，须照外伤急救。

泻肝散 大黄 甘草 郁李仁 荆芥

羚羊角散 菊花 防风 川芎 羌活 车前 川乌

细辛　半夏曲　羚羊角　薄荷

镇肾决明丸　石决明　菟丝子　五味子　细辛　山药　生地　知母

88. 眼珠生翳

风轮部位产生白翳，呈片状如浮云，称为“云翳”，属“外障”之一。大概色白而嫩，不掩蔽瞳孔者，证轻易治。翳厚色白或黄，尚能辨别明暗者亦可治。如果整片昙影，不辨明暗者难治，或翳厚而呈焦黄色，且有血络缠绕，虽不波及整个风轮，亦属难治。多因风热肝火，赤肿疼痛引起，常用方有石决明散、连翘散。

石决明散　石决明　草决明　羌活　山栀　木贼草　青葙子　赤芍　大黄　荆芥

连翘散　连翘　黄芩　羌活　菊花　草决明　白蒺藜　蜜蒙花　龙胆草　甘草

89. 眼珠生星

风轮上出现或大或小的圆点，称做“星翳”。因为星翳的发展成为云翳，而云翳初起多带白色点子，实际上不能划分。所以初起只有稀疏的一两点，不见扩大的属轻证；数颗连缀而生，或团聚，或散在，迅速出现凹陷如碎米状者，最易损伤风轮，变为云翳失明。治法参阅本门“眼珠生翳”条。

90. 睛生胬肉

内眦生瘀肉，色黄赤如脂，或似膏膜而韧，微辛微涩，日久渐厚，贯过黑睛，掩及瞳神失明。多因饮啖辛热食物，脾肺积热，或心肺两经风热壅盛，经络瘀滞而发，治宜钩割手术，内服栀子胜奇散。

栀子胜奇散 白蒺藜 蝉衣 谷精草 木贼草 黄芩 草决明 菊花 山栀 川芎 荆芥 羌活 蜜蒙花 防风 蔓荆子

91. 睑生粟粒

上下胞睑之间生粟粒起尖，微痒微肿，继则红痛，生脓液，溃后自行消散，名为“针眼”。多因过食辛辣，胃经热毒上攻，初起用热敷法，脓成用针挑破，内服清脾散。

“眼丹”生胞睑上下部，焮热红肿疼痛，较针眼为剧，常伴寒热、头痛、口渴等证，但病因大致相似，只在程度上有轻重之别。

清脾散 黄芩 薄荷 升麻 石膏 赤芍 山栀 藿香 枳壳 陈皮 甘草 防风

92. 睫毛倒入

病名“倒睫拳毛”，简称“倒睫”，为一种继发的病变。例如“砂眼”失治，初觉胞睑作痒，频频揉擦，致上下胞皮渐收，睫毛拳曲，内刺睛珠，涩痛流泪难张，倚头侧视，不能正看。日久能生云翳失明，一般多用手术治疗。

93. 眼生眵

多因肺脏内热所致，眵多硬结为实热，多而不结为虚热。不仅目疾中常出现，在内科风热证和小儿麻疹等亦经常伴见。

94. 眼出血

肺有郁火，血溢络外，显于白睛表面。或一点，或一片，色鲜红，渐变紫暗。一般十日左右自能消退，不痛不肿，也不羞明流泪，并无其他病变。治宜清肺散血，用治金煎。

治金煎 玄参 桑皮 枳壳 黄连 杏仁 旋覆花 防风 黄芩 菊花 葶苈子

95. 畏光

常见于实热证和阴虚内热证，如阳明病畏人与火，肝阳头痛喜居阴处。畏光出现在风火赤眼，称为“羞明”，各随主证治疗。但阳虚证亦多合目而睡，乃属神情疲困，不同于畏光。

96. 流泪

目流泪水，或见风更多。由于风热外乘及肝火外风交郁，常伴红肿、焮痛、羞明等证，称做“热泪”。宜清肝祛风，用桑菊驱风汤，此方可内服亦可熏洗。

肝肾两虚，或悲伤哭泣过久，泪下无时，迎风更甚，眼部不红不痛，称为“冷泪”。治宜补养，用菊花丸，并可兼灸迎香、肝俞、睛明、临泣等穴。

泪为人身五液之一，虚证久流不止，能使昏暗难辨物色，以致失明。《内经》上说“液者所以灌精濡空窍者也，故上液之道开则泣，泣不止则液竭，竭则精不灌，精不灌则目无所见矣，命曰夺精。”

桑菊驱风汤 桑叶 菊花 银花 防风 当归 赤芍 黄连

菊花丸 菊花 枸杞子 巴戟 苁蓉

97. 目 干 涩

劳神、失眠和阅览书报较久，即觉两目干涩，睑皮沉重，闭目静养稍愈。多属血虚阴亏，宜结合主证滋养肝肾，常用药如生地、石斛、菊花、杞子等。

98. 目 痒 痛

初起微痒，逐渐涩痛多眵泪，羞明难睁，视物昏糊，胞睑内满布红色细粒，名为“椒疮”，一般叫做“砂眼”。病情较长，蔓延性亦大，能使眼生翳障，危害视力。治宜清化脾经湿火，用除风清脾饮，为了防止发展，应局部点药和眼科手术治疗。

除风清脾饮 防风 荆芥 连翘 知母 陈皮 黄芩 黄连 玄参 生地 桔梗 大黄 玄明粉

99. 眼 眶 痛

眼眶酸痛，眼皮沉重畏光，常见于肝阳头痛，与阳明经也有关系，参阅头面证状“头痛”条。

100. 眼 皮 重

眼皮重多属上胞下垂，一般因气血虚、精神不振而致。假如常有头晕，兼觉眼皮麻木，为风邪乘虚袭入脉络，用黄芪丸。

黄芪丸 黄芪 白蒺藜 独活 柴胡 生地 甘草 山栀 苦参 白术 白花蛇 地骨皮 菊花 防风 山萸 茯神 秦艽 天冬 枳壳 槟榔

101. 眼皮跳

眼皮振跳牵及眉际，俗称“眼眉跳”。多因病后肝脾失调，或偶为风邪乘袭，不作主证治疗。但日夜振跳过频，兼觉视力昏暗，须防转成“内障”，用当归活血汤。

当归活血汤 当归 川芎 熟地 黄芪 苍术 防风 羌活 薄荷 甘草 白芍

102. 眼皮肿

为“水肿”证状之一，《内经》上说:“水始起也，目窠上微肿，如新卧起之状”。参阅全身证状“浮肿”条。

先有目赤，继则胞肿如桃李，眼珠疼痛，名为“蚌合”。由于肺脾壅热上攻，热愈壅而肿愈甚，肿愈甚而脾愈实。宜清火散风解毒，用散热消毒饮。

上胞浮泛，虚肿如球，拭之稍平，少顷复起，属脾虚兼有湿火。初起目内并无异样，日久微现赤丝，胞现微红。宜补脾为主略佐行湿清火，用神效黄芪汤加泽泻、黄柏。

散热消毒饮 牛蒡 羌活 黄连 黄芩 薄荷 防风 连翘

神效黄芪汤 黄芪 人参 白芍 蔓荆子 甘草 陈皮

103. 瞳神散大

久病、虚弱证或出汗过多，发现瞳孔放大，均为元气耗散之征，病属严重。眼科以瞳神变色、变形以及神光耗散、视物昏花等，列入“内障”范围，分为“青风”、“黑风”、“乌风”、“绿风”、“黄风”五个演变过程。其中绿风内障较为多见，其瞳神气色混浊不清，呈浅绿淡白色，而瞳神散大为其主要特征，且散大宽度几与风轮相等。原因方面，有因风热上攻，有因郁怒伤肝，也有因阴虚火旺，心肾不交。一般在急性发作后往往有一个相当长的静止时期，再行复发，每发一次视力锐减一次，及至瞳神变为金黄色即黄风阶段，为本病末期，不易治愈。

104. 夜　盲

入暮不能见物，到天明即恢复正常，又称“雀目”。分“高风雀目内障”和“肝虚雀目内障”两种，前者由于元阳不足，后者由于肝虚血少。两者的辨别是，前者只能视上方之物，两旁看不清楚，后者只能视直下之物，且多痒多涩。雀目证瞳神均无翳障。肝虚者以小儿较为常见，预后多良好，用羊肝丸；阳虚者成人较多，如果年深月久不愈，容易变为“青盲”，用菊花丸。

羊肝丸　夜明砂　当归　木贼草　蝉衣　羊肝

菊花丸　菊花　巴戟　苁蓉　枸杞子

105. 暴　盲

平素眼目无病，外不伤于轮廓，内不损及瞳神，忽然目盲不见，都属暴盲。此证与“青盲”不同之处，主要是病程上的差别，青盲致盲的时间缓慢，此证的时间迅速。正因为来势急骤，必须争取早期诊治，迟则气定，不易医愈。大概伴见情绪紧张者为怒气伤肝，用生铁落饮；伴见精神萎靡者为怒伤元阴元阳，用柴胡参术汤。倘在大失血和妇科崩漏、产后出现，宜急救固脱，用大剂人参煎服。

生铁落饮 铁落 石膏 龙齿 茯苓 防风 玄参 秦艽 竹沥

柴胡参术汤 人参 白术 熟地 白芍 甘草 川芎 归身 青皮 柴胡

106. 异物入目

眼内吹入尘沙、游丝，即觉沙涩泪出难睁。可将眼胞翻转，用淡盐水冲洗，倘冲洗不去，用棉花蘸淡盐水轻轻拨去。弹入铁屑等每致珠痛，严重的珠破睛损，须由眼科诊治。

四、耳 证 状

耳为肾之窍，手足少阳经俱会于耳中，故耳病以与肾、胆、三焦的关系最为密切。《冯氏锦囊》里说:“耳病所致之由有七，有实热、有阴虚、有因痰、有因火、有气闭、有肝风、有胎元所发而为病，证有五，为鸣、痛、肿、聋、聤是也。”大概新病多实，偏属于经，久病多虚，偏属于脏。但个别证候与心、肺有关，应从整体出发，不可拘泥。

107. 耳 鸣

耳鸣或如蝉噪，或如水激，或如钟鼓之声，均系自觉证状。分为虚实两类，实证由于肝胆火气上逆，《内经》所谓“一阳独啸，少阳厥也。”多伴有头痛头胀，心烦易怒，脉象弦滑，用柴胡清肝散，大便干结者加芦荟以下降。虚证由于肾亏阴火上炎，或用脑过度，《内经》所谓“髓海不足则脑转耳鸣。”多伴有头晕目眩，心悸腰酸，脉象细弱。脑为髓海，髓属于肾，治疗皆主滋补，用补肾丸，亦可加磁石镇静。民间单方用黑芝麻和核桃肉同捣常食，对便秘者兼有润肠作用。

“怔忡”患者，耳内轰轰作声，其声与心脏跳动相应，入夜更为清晰，妨碍睡眠。多与心脏有关，宜在养血安神方内加入菖蒲、远志以通心气。

柴胡清肝散 柴胡 生地 赤芍 牛蒡 当归 连翘 川芎 黄芩 山栀 天花粉 防风 甘草

补肾丸 熟地 菟丝子 当归 苁蓉 山萸 黄柏 知母 破故纸

108. 耳 聋

耳聋多由耳鸣而来，除气闭暴聋无耳鸣外，其他都是先耳鸣而后渐失听觉，因此前人虽分“风聋”、“湿聋”、“虚聋”、“劳聋”、“厥聋”、“猝聋”等，但临床上多从耳鸣治疗，参阅本门“耳鸣”条。

耳聋和肺气有密切关系，特别是风聋、猝聋，由外感风邪引起，必须调气开郁，用桂香散加减，不可误作肾和肝胆疾患。

耳聋乃音声闭隔，一无所闻，也有不至无声，但听不真切，称为“重听”，多因下元衰弱，精气不足，以老年为多，宜常服河车大造丸。

听力消失，同时不能发言，称为“聋哑”。有先天性的，也有属于后遗证的，均不易治。近来用新针疗法很有效果，一般先治其聋，取翳风、听会等穴，俟聋有好转，配合哑门、廉泉穴兼治其哑。

桂香散 麻黄 桂枝 川芎 白芷 当归 细辛 菖蒲 木香 南星 木通 甘草 白蒺藜

河车大造丸 紫河车 党参 熟地 天冬 麦冬 龟板 黄柏 茯苓 杜仲 牛膝

109. 耳 痒

耳内潮湿作痒，因肝经湿热，用清肝汤。也有耳痒抓出血略愈，过后又痒，系肾虚风热，用玄参贝母汤。

清肝汤 青蒿 菊叶 薄荷 连翘 苦丁茶 荷叶

玄参贝母汤 玄参 防风 贝母 天花粉 黄柏 茯苓 白芷 蔓荆子 天麻 半夏 甘草 姜

110. 耳 痛

轻者多因风热上壅，或津液凝结成垢，壅塞胀痛，用栀子清肝汤。痛剧者常为“耳聤”等证，参阅本门“耳内流脓”条。

栀子清肝汤 山栀 菖蒲 柴胡 当归 黄芩 黄连 丹皮 甘草 牛蒡

111. 耳内流脓

称为“脓耳”，外科分黄脓为“聤耳”，白脓为“缠耳”。一般由风湿热外因所致，或因浴水灌窍诱发，先肿后痛，继化脓水，伴有寒热，脉象弦滑而数。宜内服抑肝消毒散，痛甚者加羚羊角。外用金丝荷叶捣汁，加冰片少许滴入。如脓不畅出，围绕耳根红肿者，用麻油调敷玉露散。

因虚火或病后诱发的，初起亦肿痛寒热，脉来细数，往往溃出黑臭青白稀脓。尤以小儿麻疹后每易经常脓水不干，甚至耳后溃脓，腐烂损骨，极难收口。内服知柏八味丸少佐肉桂引火归原，外用吹耳散。

凡脓耳必须用棉花将脓卷净，以免塞耳成聋和发生其他变化，严重的应由外科治疗。

抑肝消毒散 山栀 柴胡 黄芩 连翘 防风 荆芥 甘草 赤芍 归尾 灯芯 银花

玉露散 芙蓉叶 研末

知柏八味丸 黄柏 知母 生地 山萸 丹皮 山

药　泽泻　茯苓

吹耳散　乌贼骨　枯矾　龙骨　赤石脂　胭脂　密陀僧　胆矾　青黛　硼砂　黄连各一钱　冰片二分　麝香一分　研细末

112. 耳内长肉

耳内长出小肉，有形如樱桃和羊奶头者，称为“耳痔”，头大蒂小如麻菇者为“耳蕈”，或如枣核细长胬出耳外、触之疼痛者为“耳挺”。这三者因形态上的不同而名称各异，都由肝经怒火、肾经相火和胃经积火郁结形成。内服栀子清肝汤，外用硇砂散。亦可用单方枯矾三钱，乌梅二钱，冰片少许，研末，掺患处；又一单方用鸦胆子仁油九份，甘油一份，合成滴剂，每日滴一、二次。

栀子清肝汤　山栀　川芎　当归　柴胡　白芍　丹皮　甘草　石膏　牛蒡　黄芩　黄连

硇砂散　硇砂一钱　轻粉　雄黄各三钱　冰片五厘　研末，水调点患处。

113. 诸虫入耳

蚁、虱虫类钻入耳内，多取单方外治，如用麻油滴入，或用韭汁、葱汁和生姜汁等滴入。

五、鼻 证 状

鼻为肺窍，职司呼吸，又因阳明之脉交于頞，循鼻旁，故鼻病以肺胃两经为主。属于外因的以吸受风寒、风热之邪，属于内因的以湿热积火上熏，比较常见。临床上并将鼻色作为望诊之一，如微黑者有水气，色黄者胸上有寒，色白者为失血，必须仔细观察。

114. 鼻　塞

鼻塞不利常为感冒的前驱证状，或因鼻内生有瘜肉，不闻香臭。参阅本门“鼻流清涕”和“鼻生瘜肉”各条。

115. 鼻流清涕

感冒风寒、风热之邪，鼻流清涕，多兼鼻塞、喷嚏，称为“鼻鼽”。有寒热者，以寒热为主，有咳嗽者，以咳嗽为主，均于方内酌加开窍药如辛荑、苍耳子等。如果单独鼻塞流涕久不愈，妨碍吸气，可用菖蒲散纳入鼻中。并能转变青黄浊涕，延成“脑漏”。

老年人经常多涕，系真元不足，《内经》所谓“年六十阴萎，气大衰，九窍不利，下虚上实，涕泣俱出矣”。

菖蒲散 菖蒲 皂角等分 研末，棉花裹塞鼻内。

116. 鼻流浊涕

鼻内常流青黄浊涕，挟有腥味，病名“鼻渊”，俗称“脑漏”。内因胆经之热上移，外因风寒凝郁而成，用苍耳子汤送服奇授藿香丸，或用辛荑荆芥散。本证日久，亦能致虚，当斟酌补气，不可一味辛散。又导引法，用中指尖于掌心搓令极热，熨搓迎香二穴。

苍耳子汤 苍耳子 辛荑 白芷 薄荷

奇授藿香丸 藿香 猪胆汁

辛夷荆芥散 辛夷 荆芥 黄芩 南星 半夏曲 神曲 白芷 苍术

117. 鼻出血

鼻内流血，称为“鼻衄”，以热证为多。见于风温等外感证者，即在辛凉清解方内加丹皮、茅根、茅花。肺素有热，迫血上溢者，用鸡苏散。饮酒过度或食辛辣等味引起者，热在阳明。用玉女煎加芦根、茅根。因肝火偏旺者，多伴烦躁、头胀，用清衄汤。也有阴虚虚火上炎者，稍有劳动，即出鼻血，或在洗脸时容易出血，久久不愈，用玉女煎去石膏加玄参、阿胶、天冬、藕节等。

鼻衄，血出不止，能出现昏晕严重现象，称为“鼻洪”，宜用犀角地黄汤凉血止血。急救法用百草霜二钱，糯米汤调服，或用生藕汁、生地黄汁、大蓟汁加入蜂蜜调服。外治用湿毛巾或冰袋凉罨额上，或用线紧扎手中指中节，左鼻出血扎右手，右鼻出血扎左手，两鼻出血则两手同扎。

伤寒证当汗不汗，热盛迫血为衄，往往热随衄解，称为“红汗”。但也有得衄不解，或血出不止，不可大意。

鸡苏散 薄荷 黄芪 生地 阿胶 茅根 麦冬 蒲黄 贝母 桑皮 甘草 桔梗

玉女煎 生地 石膏 麦冬 知母 牛膝

清衄汤 生地 赤芍 当归 香附 黄芩 山栀 侧柏叶 黄连 赤苓 桔梗 甘草 藕节

犀角地黄汤 犀角 生地 白芍 丹皮

118. 鼻　干

鼻内干燥，为阴虚内热或肺胃郁热证状之一。

“鼻疮”亦初觉干燥，继生粟粒疼痛，甚者鼻外色红微肿，由于肺经壅热上攻，用黄芩汤，干燥甚者可涂黄连膏。

黄芩汤 黄芩 甘草 麦冬 桑皮 赤芍 桔梗 薄荷 荆芥 山栀

黄连膏 黄连 黄柏 姜黄 当归 生地 麻油 黄蜡（成药）

119. 鼻　痒

多见于伤风感冒，引起喷嚏。

小儿鼻内作痒，时用手挖，多哭形瘦，或兼身热，连唇生疮，为“鼻疳”证。由于乳食不调，上焦壅滞，内服五福化毒丹。若仅在鼻下两旁作痒，色红有脂水，由于风热客肺引起的，也叫“鼻䘌疮”，内服泽泻散，外用青黛散搽敷。

五福化毒丹 生地 熟地 天冬 麦冬 玄参 甘

草　风化硝　青黛

泽泻散　泽泻　郁金　山栀　甘草

青黛散　青黛　黄柏各二两　石膏　滑石各四两　研末，用麻油调敷。

120. 鼻　痛

鼻内作痛，多因风邪内郁。如见肿塞胀痛，连及脑门，为肺经火毒酿成“鼻疔”。严重的腮唇俱肿，急服蟾酥丸，再用蟾酥丸研末，放入鼻内，鼻外肿硬的用离宫锭子搽涂。

蟾酥丸　蟾酥　轻粉　铜绿　枯矾　胆矾　寒水石　乳香　没药　麝香　朱砂　雄黄　蜗牛（成药）

离宫锭子　血竭　朱砂　胆矾　京墨　蟾酥　麝香（成药）

121. 鼻　肿

鼻部漫肿，由肺经火盛所致，轻者用皂角末吹入，连打喷嚏即愈。重者痛疼难忍，用解郁汤。倘系肿有根脚者，须防“鼻疽”等外证。

解郁汤　桔梗　天冬　麦冬　黄芩　甘草　天花粉　紫菀　紫苏　百部

122. 鼻　扇

鼻孔开合扇动，伴有呼吸短促，多见于小儿“麻疹”正出忽没，为肺气闭塞严重证候。参阅全身证状“麻疹”条。

小儿感受风寒或热邪郁于肺脏，寒热，咳嗽气促，严重的出现鼻扇，同时涕泪俱无，面色苍白。因肺开窍于鼻，邪郁于肺，肺气闭结，则清窍不通，病名“肺风”。治宜开肺为急，不可肃降，以麻黄为主药。审其属于风寒者用华盖散，属于热邪者用麻杏石甘汤。

华盖散 麻黄 杏仁 陈皮 桑皮 甘草 赤苓

麻杏石甘汤 麻黄 杏仁 石膏 甘草

123. 鼻 赤

鼻部准头及两边红赤，甚者带紫，常见于酒客。由胃火熏肺，血瘀凝结，称做“酒皶鼻”，缠绵难愈。内服凉血四物汤，外敷颠倒散，验方用山栀仁、凌霄花二味，等分研末，每服二钱，清茶送下，忌辛辣食物。

病中鼻上呈现赤色，多为温邪传入脾经，《内经》上说:“脾热病者鼻先赤。”

凉血四物汤 当归 赤芍 生地 川芎 赤苓 陈皮 红花 甘草 生姜

颠倒散 大黄 硫黄等分 研末，凉水调敷。

124. 鼻 青

阴寒证严重证状之一，为中焦阳气竭绝。《金匮要略》上说:“鼻头色青，腹中痛，苦冷者死。”

125. 鼻 冷

常见于脾阳虚弱证，面色或黄或白，宜大剂人参、白术、干姜之类温补。如果大病中鼻冷或鼻中出气冷者属死证。

126. 鼻 如 烟 煤

鼻孔色黑如涂烟煤，为阳毒热极证状之一，宜主方加入黄连、生地等泻火清营解毒。

127. 鼻梁崩塌

鼻部腐烂凹陷，在“杨梅结毒”为多见。杨梅结毒系“梅毒”证候之一，毒向外攻，随处结肿，溃后腐烂，外形多被破坏。如发于关节处者，损筋损骨，愈后多强直；发于头部巅顶者，引起头痛眼胀，渐渐脑顶塌陷；发于口鼻者，多成鼻塌唇缺；发于咽喉两目者，甚则喉破眼盲，声音嘶哑；发于手足四肢者，终成拘挛僵硬。所以杨梅结毒在人体各部都能出现，但以鼻塌最为显著。解放后积极防治，并消灭了旧社会的娼妓制度，根绝了梅毒的主要传染途径，这类病证目前已经极少。

“麻风”病毒亦使鼻梁崩塌，参阅全身证状“肌肤麻木”条。

128. 鼻生瘜肉

鼻内生瘜肉如石榴子，渐大下垂，色紫微硬，撑塞鼻孔，使人气息难通，称为“鼻痔”。多由肺经风湿热邪凝滞而成。内服辛荑清肺饮，外用硇砂散点之，或用瓜丁散棉裹如豆大，塞鼻孔内。

辛夷清肺饮 辛夷 石膏 知母 山栀 黄芩 枇杷叶 升麻 百合 麦冬 甘草

硇砂散 硇砂一钱 轻粉 雄黄各三分 冰片五厘 研末，水调点患处。

瓜丁散 瓜蒂 细辛等分 为末。

六、口唇证状

口唇属脾，脾与胃为表里，故口唇证状多数为脾湿胃热熏蒸所致，极小部分由外邪和小儿胎毒引起。大概实证多于虚证，热证多于寒证，里证多于表证。又因口内津液，通于五脏，故脏气偏胜，便有不同味觉反映于口，成为诊断的依据。

129. 口　　淡

口淡无味，饮食不香。有见于外感风寒的，以祛邪为主；也有见于病后胃虚的，用六君子汤调理。一般病中出现口淡，多为胃有湿浊，淡而且腻，舌苔亦腻，甚则恶心泛漾，均不作主证治疗，于主方内加入藿香、蔻仁、陈皮等芳化和中。

六君子汤　人参　白术　半夏　陈皮　茯苓　甘草

130. 口　　苦

胆热或肝热证，多见口苦，故《内经》称为“胆瘅”。如说:“此人数谋虑不决，故胆虚气上溢而口为之苦。”又说:“胆气热则胆泄口苦，筋膜干。”治宜龙胆泻肝汤加减。但热病中常见口苦口干，不作为主证，热清则苦味自除。

龙胆泻肝汤　龙胆草　黄芩　木通　车前子　当归

生地　柴胡　甘草　山栀　泽泻

131. 口　甘

口内常觉甜味，饮白水也甜，系脾蕴湿热，《内经》称为“脾瘅”，并谓“治之以兰”。兰草即佩兰，取其芳香清化，亦可用泻黄散加减。

泻黄散　藿香　山栀　石膏　甘草　防风

132. 口　咸

系肾液上乘，属虚火者，用滋肾丸引火下行，属虚寒者，用附桂八味丸加五味子。

滋肾丸　黄柏　知母　肉桂

附桂八味丸　附子　肉桂　熟地　山萸　山药　茯苓　丹皮　泽泻

133. 口　酸

肝热乘脾，用左金丸加神曲。

左金丸　黄连　吴萸

134. 口　辣

口内有辛辣味，伴见舌上麻辣感，或挟有腥气，皆为肺热，用加减泻白散。

加减泻白散　桑皮　桔梗　地骨皮　甘草　黄芩　麦冬　五味子　知母

135. 口　腻

口腻不爽，常伴舌苔厚腻，为湿浊极重，脾胃不化，用平胃散加藿香。

平胃散 苍术 厚朴 陈皮 甘草

136. 口 臭

口内出气臭秽，多属胃火偏盛，常在温热病及“口疮”、“牙宣”等证中出现，用加减甘露饮。如若臭如馊腐，则为消化不良，不可作纯热证治疗。

经常口有秽气，用藿香煎汤时时含漱。食韭蒜后口臭，清茶送服连翘末二钱，或嚼黑枣数枚，能减。

加减甘露饮 地黄 天冬 黄芩 枇杷叶 茵陈 枳壳 石斛 犀角 甘草

137. 口 渴

口渴为常见证状，在诊断上有重大意义。口渴与否表现在饮水不饮水。渴欲饮水者，多为里证热证。例如外感身热，初起不渴，渴亦饮水不多，病为在表，如果身热不退，渴而多饮喜凉饮，便是化热入里。一般口渴不作主证治疗，轻者在处方内酌加芦根、瓜蒌皮。重者须分火盛和津伤，火盛者用黄连、黄芩等苦寒泻热，热退则渴自止；津液损伤的须用石斛、玉竹、天花粉等清热生津。如果热恋伤阴，口渴不止，可用连梅汤法，酸苦泄热，甘酸化阴。也有肠胃热盛，大便秘结，口渴咽干，舌苔黄糙，当用泻下法来清热存津，称为“急下存阴”，亦叫“釜底抽薪”法。

一般口渴多为气分有热，若口渴而烦躁，舌质红绛，或舌尖红刺，为营分郁热，宜用清燥汤。但热邪刚入营分，往往口反不渴，吴鞠通所谓“舌绛而干，法当渴，今反不渴者，热在营分也。”这是邪热入营，蒸腾营气上升的缘故，病情比气分更深一步。

以口渴为主证的有“消渴”中的上消症。上消的特征是：频渴频饮，饮水即消。一般由于肺热津伤，用天花粉散；也有心火偏旺，消烁肺脏气阴，用黄芪竹叶汤和生津饮。假如肺寒气不化水，饮一溲二，难治。

口渴多欲饮水，如果渴不思饮，饮亦不多，或喜热汤，为湿浊水饮内阻，津不上承所致，称为假渴。不可清热生津，相反地宜芳香温化，水湿除去，口自不渴。同时水湿证本不应渴，若服药后口反作渴，为水湿已解之征，亦不可当作渴证治疗。为此，口渴证须辨欲饮不欲饮，饮多饮少，喜凉喜温，气分营分，并结合其他证状，不可一见干渴即认为热证。

连梅汤 黄连 乌梅 麦冬 生地 驴皮胶

清燥汤 麦冬 知母 人中黄 生地 玄参

天花粉散 天花粉 生地 麦冬 葛根 五味子 甘草 粳米

黄芪竹叶汤 人参 黄芪 当归 白芍 生地 麦冬 川芎 黄芩 甘草 石膏 竹叶

生津饮 天冬 麦冬 生地 熟地 当归 五味子 甘草 天花粉 瓜蒌仁 麻仁

138. 口多清水

常见于胃寒和泛酸证，用丁香粉二分开水送服。

139. 口角流涎

为“中风”证状之一，因舌强口歪不能收摄口涎所致。参阅本门“口歪”条。

小儿流涎，分寒、热两种，均由脾不能摄所致。脾寒用白术、青皮、炮姜、半夏、木香、丁香，脾热用白术、滑石、扁豆、茯苓、石斛、黄连、葛根之类。

140. 口　歪

亦称“口呙”、“口僻”，常见于“中风”证，与眼斜同时呈现，称为“口眼㖞斜”。《内经》上说：“足阳明与手太阳之经急，则口目为僻，而眦急不能正视。”先宜润燥祛风，用大秦艽汤，接与养血。配合针灸，取颊车、地仓穴，左取右，右取左，并刺合谷、太冲等。

大秦艽汤　秦艽　川芎　羌活　独活　生地　白芍　归身　细辛　白术　茯苓　白芷　石膏　黄芩　防风　甘草　姜

141. 口　噤

阳明之脉上挟口唇，风寒乘袭则挛急口噤，但主要在于牙关紧闭。故一般采取局部治疗，用乌梅、冰片、生南星研末擦牙，或用藜芦、郁金为末，吹鼻取嚏，或用皂荚、乳香、黄芪、防风煎汤熏洗，或针人中、颊车穴。

142. 口内糜腐

口腔内局部糜腐，色白，形如苔藓，名曰“口糜”。用青布蘸水或薄荷水拭去，则色红刺痛。多由阳旺阴虚和脾经湿热内郁，久则化为纯热，热气熏蒸胃口，《内经》所谓“鬲肠不便，上为口糜。”严重的蔓延满口，连及咽喉，不能饮食。轻者用导赤散，重者用少阴甘桔汤，外用姜柏散吹患处，温水漱口。本证亦有胃热脾虚夹湿者，兼见口臭、泄泻，用加味连理汤。在温病后出现，多为阴虚火炎，如伴神昏、抽搐等，则更为危险。

初生婴儿口舌上生满白屑，状如凝固的牛奶块膜，称为“鹅口疮”，俗呼“雪口”。系胎中伏热，蕴积心脾。严重的伴见身热，烦躁，啼哭不休。或因白屑延及咽喉，喉间痰鸣，面青唇紫，导致死亡。及早内服清热泻脾散，外用黄连、甘草煎汤拭口，再用冰硼散搽敷，三、四天即可向愈。

导赤散 木通 生地 竹叶 甘草

少阴甘桔汤 桔梗 甘草 川芎 黄芩 陈皮 玄参 柴胡 羌活 升麻

姜柏散 干姜 黄柏等分 研末

加味连理汤 白术 人参 茯苓 黄连 干姜 甘草

清热泻脾散 山栀 石膏 黄连 生地 黄芩 赤苓 灯心

冰硼散 冰片五分 硼砂 玄明粉各五钱 朱砂六分 研细末

143. 口　疮

口颊或唇舌边发生白色溃烂小泡，红肿疼痛，间有微热，亦称“口疳”，“口破”。由于心脾二经积热上熏，须分虚实。实火色鲜红，烂斑密布，甚者腮舌俱肿，溲赤，便秘，宜内服凉膈散，外搽赴筵散。虚火色淡红，有白斑而无其他热证，内服四物汤加黄柏、知母、丹皮，少佐肉桂从治，外搽柳花散。

凉膈散 黄芩 薄荷 山栀 连翘 石膏 甘草 玄明粉 大黄

赴筵散 黄芩 黄连 山栀 干姜 黄柏 细辛等

分　研细末

四物汤　生地　白芍　川芎　当归

柳花散　黄柏一两　青黛三钱　肉桂一钱　冰片二分　研细末

144. 唇　绛

口唇四缘红绛，为内热证状之一。以心脾积热为多，亦见于肺痨后期。

145. 唇　淡　白

血虚证状之一，亦见于脾虚吐涎、呕逆等证。

146. 唇　青　紫

唇青为沉寒在里，血脉凝滞，不荣于外，故常与指甲青暗同见。也有热郁而见青者，青中必带深紫。孕妇以舌青验子死腹中，唇青验母死。

147. 唇　生　白　点

翻检唇内有细白点者，为虫积的特征。

148. 唇　燥　裂

多因天气干燥或脾热所致，甚则干裂出血。用桃仁研烂，猪油调涂，内服清凉饮。

清凉饮　黄芩　黄连　薄荷　玄参　当归　赤芍　甘草　蜂蜜

149. 唇　颤　动

口唇颤动不能自禁，有因血虚风燥引起的，用四物消风饮。如在虚弱证中出现，多为脾虚不能收摄，应予补中为主。

四物消风饮 生地 归身 赤芍 荆芥 薄荷 川芎 蝉衣 柴胡 黄芩 甘草

150. 口唇紧缩

称为“唇反”，系脾败现象，《内经》所谓“唇反者肉先死。”

唇口窄小，不能开合，不能饮食，名为“紧唇”。多由风痰入络所致，用五倍子、诃子肉等份为末，麻油调敷，或用黄柏散外贴。

小儿唇口收缩，不能吃乳，名为“撮口”，为“脐风”的严重证状。由初生时断脐不慎，外邪水湿等感染引起，与成人的“破伤风”同一病源。一般在生后四至七天发病，俗称“四六风”和“七日风”。发作前啼哭不休，吮乳口松，不时喷嚏，很快出现口撮，啼声不出，颈项强直，四肢抽搐等危象，检视脐肿腹胀即可确诊。如见脐边青黑，面青唇紫，爪甲变黑，多致死亡。内服撮风散，大便不通的加服黑白散，外用脐风锁口方吹鼻，或用《幼科铁镜》灯火灸法：取灯草如米粒大，蘸麻油燃灸囟门、眉心、人中、承浆、两少商穴各一燋，脐轮六燋，脐带未落者于带口一燋，既落者于落处一燋，共十三燋。

黄柏散 五倍子 密陀僧各二钱 甘草二分 研末另用黄柏二钱，将药末用水调涂，火上烘干，再将黄柏冷透，制成薄片贴唇。

撮风散 蜈蚣 钩藤 蝎尾 麝香 僵蚕

黑白散 黑丑 白丑 大黄 槟榔 陈皮 甘草

玄明粉

脐风锁口方 蜈蚣一条 蝎尾五个 僵蚕七个 瞿麦五分 研细末，每用一分，吹鼻内。有反应而啼哭的，可用薄荷三分煎汤，调服药末二分。

151. 唇肿痒痛

口唇发痒，色红且肿，日久破裂流水，痛如火灼，为“唇风”。初起如豆粒，渐大如蚕茧，坚硬痛疼，妨碍饮食，为“茧唇”。色紫有头，时觉木痛，甚则寒热交作，名“唇疽”。还有在上下唇二嘴角处，初起形如粟米，色紫坚硬，肿甚麻痒木痛，寒热交作，为“反唇疔”和“锁口疔”，能使唇向外翻和口不能开，均须外科速治。

一般唇肿而红，为胃中积热，用薏苡仁汤。

薏苡仁汤 苡仁 防己 赤小豆 甘草

七、舌证状

心为火脏，开窍于舌，一般舌证多属心火偏盛。又因心的本脉系于舌根，肝脉络于舌本，脾脉络于舌旁，肾之津液又出于舌下，故感受外邪和情绪激动所引起的病变，亦能通过经络影响于舌。正如《得效方》所说："四气所中则舌卷不能言，七情气郁则舌肿不能语，心热则舌破生疮，肝壅则出血如涌，脾闭则白苔如雪，此舌之为病也。"察舌又为望诊中重要部分，分辨舌质和舌苔的荣枯、软硬、战萎、胀瘪、干润、老嫩、厚薄、松腻等，也包括舌的证状在内，本门酌量附入。

152. 舌　肿

舌肿满口疼痛，由于七情郁结，心经火盛血壅，称做"紫舌胀"。舌肿且胀，坚硬如甲，寒热交作，称为"木舌"。均能堵塞咽喉致死，宜针刺出血，内服加减凉膈散。肿胀露出口外者，用冬青叶浓煎浸之。

加减凉膈散　荆芥　山栀　牛蒡　薄荷　黄芩　连翘　石膏　甘草

153. 舌　胖

舌质浮胖，色淡而嫩，为虚寒和水湿较重证候，治宜温化下焦为主。

154. 舌　长

舌伸长吐出口外不收，名为“舌纵”，由内火炽盛所致，用冰片五分掺舌上。

伤寒证见舌出者，多死。

小儿舌出，称为“吐舌”，多因心脾积热。用人中白、冰片，或冰片、硼砂、雄黄研末搽舌上，另用黄连一味煎服。

155. 舌　短

舌短卷缩萎软，不能伸出，名为“舌萎”，亦称“舌卷”。多见于气分极虚或寒邪凝滞胸腹，如果久病与阴囊收缩同时出现，则为厥阴经气绝，不治。

156. 舌　歪

舌头伸出不正，或向左歪，或向右歪，为“中风”的证状之一，常与颜面麻痹并见。参阅口唇证状“口眼歪斜”条。

157. 舌　颤

伸舌时颤动不禁，为虚证及“类中风”证状之一。

158. 舌　强

多因风痰阻于舌本，故其表现为不能转运，言语謇涩，为“中风”证状之一。初起用涤痰汤，久不愈用资寿解语汤。

涤痰汤　半夏　胆星　橘红　人参　菖蒲　茯苓

竹茹　枳实　甘草　姜

资寿解语汤　羌活　防风　附子　羚羊角　枣仁　天麻　肉桂　甘草　竹沥　生姜汁

159. 舌　麻

舌上麻辣或麻木，称为“舌痹”。由于心绪烦扰，忧思暴怒，气凝痰火而成。用荆芥、雄黄各五分，研末，木通煎汤送服，或用皂角末掺舌上。

160. 舌　痛

饮食时舌部刺痛，除舌上生疮外，一般多由舌苔光剥、碎裂和舌尖红刺等所致，属于阴虚及内热证候。

161. 弄　舌

小儿时时伸舌，上下左右，有如蛇舔，多因心胃蕴热，挟有肝风。内服清胃散，外用牛黄少许涂舌。

清胃散　升麻　生地　当归　黄连　丹皮

162. 啮　舌

自咬舌头，为“内风”证状之一。《内经》上说：“人之自啮舌者，此厥逆走上，脉气皆至也。少阴气至则啮舌，少阳气至则啮颊，阳明气至则啮唇。”用神圣复元汤加减。

神圣复元汤　黄连　黄柏　生地　枳壳　细辛　川芎　蔓荆子　羌活　柴胡　藁本　甘草　半夏　当归　防风　人参　郁李仁　干姜　附子　白葵花　黄芪　豆蔻　橘红

163. 舌 裂

舌上有裂纹，少者一、二条，多者纵横交错，也有极深如沟。一般有苔者属内热，无苔者属阴虚。

个别属于先天性者，不作为病征。

164. 舌 剥

舌苔中剥去一块如钱，或剥去数块，或满舌花剥如地图，均属阴虚、津液不足，俗称“脱液”。即使热象不明显，慎用香燥。

165. 舌 干

舌光而干，为阴虚重证，常见于温病后期，宜滋血增液。苔腻而干，为胃津耗伤，在湿温病中、后期为多见，有厚腻粗糙，扪之如沙皮的。治宜先生津液，等待津回舌润再化其湿。滋血增液用生地、麦冬、阿胶、白芍，生津用石斛、花粉、芦茅根等。

166. 舌 腻

舌苔比正常为厚而粘腻称为“舌腻”，多因胃有湿浊。有稍厚者，有极厚者，由此可以观察湿浊的轻重。一般以白腻为寒湿，黄腻为湿热，但须分辨干润和黄色浅深。特别是腻而灰黑、干燥者，为热极似寒，滑润者为寒盛制热，治疗上有很大差别。

吃奶的婴儿舌常白腻带滑，常人刚吃牛奶或豆浆后舌亦白腻，但都是腻而较浮，不难区别。

167. 舌　光

舌光无苔为阴虚证的特征，光如去膜猪腰者，为肝肾阴分极伤，难治。

168. 舌　淡

舌质浅淡为血虚，血愈虚，色愈淡，甚至淡白全无血色，为气血大虚。

169. 舌　绛

舌质红绛为血分有热。仅在舌尖绛者，为温邪初入营分或阴虚火炎，病在上焦为多。

170. 舌青紫

舌尖或舌边有青紫小块或一片青紫色，多见于阴寒证和瘀血证，有纯青如水牛舌者不治。

孕妇见舌青为胎死腹中。

171. 舌边锯痕

舌边缘凹凸不齐如锯齿状，为肝脏气血郁滞。

172. 舌尖红点

舌尖生红点、红刺，或延及两侧舌边，均为血分有热或心肝火旺。若红而紫暗者为瘀者。

173. 舌上出血

舌上出血名为“舌衄”。初起舌上出现小孔如针眼，血自孔内渗出。由于心火上炎，血热妄行。孔色紫者为热甚，黑者防腐烂。宜服升麻汤，兼搽必胜散。单方用大、小蓟捣汁和黄酒少许内服，或先用蒲黄煎汤漱口，次用槐花炒研掺之。

升麻汤 升麻 小蓟 茜草 艾叶 寒水石 生地黄汁

必胜散 青黛 炒蒲黄各一钱 研末

174. 舌上血泡

舌上生紫色血泡，大如绿豆，往往自破出血即平，平后别处又起，多因心脾郁热。初起用蟾酥丸三、四粒含化咽下，破后搽紫雪散，亦徐徐咽下。火毒炽甚的，坚硬疼痛，伴有寒热，称为“舌疔”，亦用前法，并内服黄连解毒汤。

蟾酥丸 蟾酥 轻粉 铜绿 枯矾 胆矾 寒水石 乳香 没药 麝香 朱砂 雄黄 蜗牛（成药）

紫雪散 犀角 羚羊角 石膏 寒水石 升麻 玄参 甘草 沉香 木香 朴硝 朱砂 冰片 金箔（成药）

黄连解毒汤 黄连 黄柏 黄芩 山栀

175. 舌上白泡

舌生白泡，大小不一，在舌上者，名“舌上珠”，属心脾积热，用三黄汤加石膏、草河车、地丁草。在舌下者名“舌下珠”，属脾肾两虚，用知柏八味丸加玄参、木通。

三黄汤 黄连 黄芩 大黄

知柏八味丸 生地 山萸 山药 知母 黄柏 丹皮 茯苓 泽泻

176. 舌上疮毒

舌上初起如豆，逐渐长大如菌，头大蒂小，疼痛红烂无皮，朝轻暮重，名为“舌岩”，又称“舌菌”。往往肿突如鸡冠，舌本短缩，触之痛不可忍，津涎臭秽逼人。此证多由心脾郁火形成，因舌难转动，饮食不能充足，致令胃中空虚，日渐衰败。初起用导赤散加黄连，热盛者用清凉甘露饮，外用北庭丹点之。

导赤散 生地 竹叶 木通 甘草

清凉甘露饮 犀角 石斛 银柴胡 茵陈 麦冬 枳壳 生地 黄芩 知母 甘草 枇杷叶

北庭丹 硇砂 人中白 瓦松 瓦上青苔 青鸡矢 麝香 冰片（成药）

177. 舌下肿块

舌下肿起一块，形如小舌，妨碍饮食言语，称为“重舌”。由于心脾热盛，循经上冲，血脉胀起。用黄连一味煎汤内服，外搽青黛散。

舌下结肿如匏，光软如棉，由积火痰涎流注而成，名为“痰包”。须用针刺破，流出粘稠液汁，搽涂冰硼散，内服加味二陈汤。

青黛散 黄连 黄柏各三钱 青黛 马牙硝 朱砂各六分 雄黄 牛黄 硼砂各三分 冰片一分 研末

冰硼散 冰片五分 硼砂 玄明粉各五钱 朱砂六分 研细末

加味二陈汤 陈皮 半夏 茯苓 黄芩 黄连 薄荷 甘草 姜

八、牙 证 状

齿为骨之余，属于肾，足阳明经络于上龈，手阳明经络于下龈，故牙证状多从这三经治疗。引起牙证状的原因不一，以肾阴不足，虚火上炎，及风火、湿热为多见。本门包括牙齿、牙龈和牙关方面证状，其中不少是属于外科范围，并须进行手术治疗，但多数仍可用汤药内治。

178. 牙 痛

牙痛与牙龈肿胀有密切关系。倘然单纯牙痛，有吸受冷气即痛者为寒痛，用温风散；有受热或食辛辣即痛者为热痛，用清胃散；也有不论冷热刺激皆痛者为寒热痛，用当归龙胆散。

蛀牙作痛，称为“齿䘌”和“齿䶡”，用定痛散含咽，或用一笑散外治。

温风散 当归 川芎 细辛 白芷 荜茇 藁本 露蜂房各一钱 水煎，含漱吐去。

清胃散 升麻 丹皮 当归 生地 黄连

当归龙胆散 麻黄 升麻 龙胆草 黄连 豆蔻各一钱 生地 当归 白芷 羊胫骨灰各五分 研末，搽痛处。

定痛散 当归 生地 细辛 干姜 白芷 连翘

苦参　川椒　黄连　桔梗　乌梅　甘草

一笑散　川椒研末　巴豆一粒　捣烂，饭和为丸，棉裹置蛀孔内。

179. 牙齿浮动

老年牙齿浮动，无肿胀现象，多为肾气不足，是牙齿脱落的先兆。长服还少丹，动摇兼疼痛者，用牢牙散擦之。

还少丹　熟地　枸杞子　山药　牛膝　远志　山萸　巴戟　茯苓　五味子　菖蒲　苁蓉　楮实　杜仲　茴香　枣

牢牙散　龙胆草一两五钱　羌活　地骨皮各一两　升麻四分　研细末。

180. 牙齿焦黑

为温热病热盛伤阴证状之一，预后不良，《难经》所谓“病人唇肿、齿黑者死，脾肾绝也”。

181. 牙齿酸弱

恣食酸味，牙齿酸弱无力，称为“齿龋”，取核桃肉细嚼能解。

182. 咬　牙

病中咬牙，称为“龂齿”，也叫“戛齿”，多见于热证。常人和小儿睡中上下齿磨切有声，亦属胃火偏旺，用芦根泡饮。

183. 牙龈肿痛

牙龈肿痛多属“牙痈”一类，初起龈肉一块坚硬觉胀，逐渐高肿，焮红作痛，往往连及腮颊肿胀，齿浮不能咀嚼，但牙关仍可开合，伴见寒热，口渴，约三、四日成脓，刺破即渐消退。均由胃火酿成，用竹叶石膏汤清解，初起有寒热者，酌加荆芥、防风、焦山栀，不论未溃已溃均搽冰硼散。此证比较常见，痊愈亦速，不必因牙痛而拔去。溃后久不收口，能成“牙漏”，经常有脓流出，看其有无软骨，有骨者俟骨尖刺出，取去方能收敛。

竹叶石膏汤 竹叶 石膏 桔梗 薄荷 木通 甘草 姜

冰硼散 冰片五分 硼砂 玄明粉各五钱 朱砂六分 研细末。

184. 牙龈腐烂

本证以“牙疳”最为显著，分“走马牙疳”和“风热牙疳”两种。走马牙疳是形容腐烂迅速，势如走马。此证多由痧毒和伤寒、疟、痢后内热炽盛引起，系一种严重的急性疾病。初起先从牙龈边缘腐烂，色灰白，随即变成黑腐，流出紫色血水，气味特别臭恶。毒火重的，腮唇红肿，黑腐蔓延，数天之内，鼻和鼻翼两旁或腮和口唇周围出现青褐色，为内部溃烂已深的标志。更严重的唇腐齿落，腮穿颚破，鼻梁塌陷，可从鼻旁烂洞处望见咽喉。腐烂处大多发痒而少痛感，并伴有寒热、饮食不进、泄泻、气喘和神志昏沉等，每因邪盛正虚而致不救。如果黑腐易去，内见红肉，流出鲜血，身热渐退的，虽齿落腮穿，亦有治愈的可能。初用芦荟消疳饮消其火毒，脾胃虚弱的兼服人参茯苓粥，外用人中白散、芦荟散搽涂。

风热牙疳由胃经蕴热与外感风邪相搏而成。病起迅速，寒热二三天后，即有牙龈腐烂，出血口臭。与走马牙疳的区别是，疼痛剧烈，不致腮颊腐烂，一般都能在半个月内渐次痊愈。仅有少数经久不愈，以致牙龈宣露，时流脓水。初用清胃汤，日久不已再加二参汤，外以梧桐泪散或人中白散搽患处。

芦荟消疳饮 芦荟 胡黄连 石膏 羚羊角 山栀 牛蒡 银柴胡 桔梗 大黄 玄参 薄荷 甘草 竹叶

人参茯苓粥 人参一钱 茯苓六钱 研末，同粳米一茶钟煮成稀粥。

人中白散 人中白 孩儿茶 黄柏 薄荷 青黛 冰片（成药）

芦荟散 芦荟一钱 黄柏五钱 白砒五分 研细末。

清胃散 石膏 黄连 黄芩 生地 丹皮 升麻

二参汤 人参 玄参

梧桐泪散 梧桐泪 细辛 川芎 白芷各一钱五分 生地一钱 寒水石二钱 青盐二分 研细末。

185. 牙龈萎缩

老年肾气渐衰，龈缩齿长，不作为病征，但容易动摇脱落。《医学入门》所谓“齿龈宣露动摇者，肾元虚也”。假如牙龈先肿，日渐腐缩，以致牙根宣露，称做“牙宣”。喜凉饮而恶热者，口臭，牙龈渗血，用清胃汤。喜热饮而恶凉者，遇风痛剧，用独活散。如牙龈腐臭，齿根动摇，属肾亏而胃有虚火，用三因安肾丸。

清胃汤 石膏 黄连 黄芩 生地 丹皮 升麻

独活散 羌活 独活 防风 荆芥 薄荷 川芎 生地 细辛

三因安肾丸 补骨脂 胡芦巴 茴香 川楝子 续断 山药 杏仁 茯苓 桃仁

186. 牙龈胬肉

龈间长出胬肉，大小不一，名为“齿壅”，用生地黄汁一杯，取皂角数片，火上炙热淬汁内，再炙再淬，以汁尽为度，晒干研末敷之，或取朴硝研细末敷之。

187. 牙龈出血

多在牙缝内渗出，称为“齿衄”，有胃经实热和肾经虚火上炎之分。前者血出较多，口气臭秽，但牙龈不腐烂，用加减玉女煎，或用酒制大黄三钱，枳壳五钱煎汤，少加童便调服。后者点滴流出，牙微痛，甚则动摇或脱落，用六味地黄汤少加肉桂引火下行。外治均用食盐汤漱口，搽小蓟散。

加减玉女煎 生地 石膏 知母 麦冬 牛膝 丹皮

六味地黄汤 地黄 山萸 山药 丹皮 泽泻 茯苓

小蓟散 小蓟 百草霜 炒蒲黄 香附各五钱 研细末。

188. 牙关肿痛

盘牙尽处，腮颊与牙龈之间肿痛，牙关不能开合，汤水难进，伴见恶寒发热，多为“牙咬痈”证。由于阳明湿火熏蒸，内服升麻石膏汤，外吹冰硼散。一般多易消散或出脓即愈，如果溃不收口，致生腐骨，可传变为“骨槽风”。

“骨槽风”生于耳前连及腮颊之间，经久不愈，往往骨槽缺损，成为一种顽固疾患。多因膏粱厚味蕴于肠胃和风火郁结少阳、阳明之络而发。来势迅速，起病即牙关肿痛不利，腮颊红肿热痛，憎寒壮热，经过三五日，在盘牙尽处出脓，外肿渐消，而颊车肿硬不退。十余日后腮颊部腐溃，流脓臭秽，牙齿动摇，久而不愈，内生腐骨，甚至齿与牙床俱落。初起治法，内服升麻石膏汤，吹冰硼散，外敷冲和膏。牙关拘紧不开，可用隔姜灸颊车穴二十七壮，或针刺合谷穴。生腐骨者，用推车散吹入疮孔。此证亦有因风寒痰湿乘虚深入，以致气血凝滞而成，发病较慢，初觉隐隐酸痛，或先起小核，逐渐漫肿坚硬，色白不热，经久不溃。溃后腮颊内坚肿仍然不消，不能收口，《外科全生集》上说：“骨槽风不仁不肿，痛连脸骨。”便是指此。初用升阳散火汤，痰湿重者加半夏、陈皮，日久不消，可与阳和汤，溃后用中和汤，外贴阳和解凝膏掺桂麝散。

升麻石膏汤 升麻 石膏 防风 荆芥 归尾 赤芍 连翘 桔梗 甘草 薄荷 黄芩 灯心

冰硼散 冰片五分 硼砂 玄明粉各五钱 朱砂六分 研细末。

冲和膏 紫荆皮五两 独活三两 赤芍二两 白芷一两 菖蒲一两五钱 研末，葱汤、黄酒调敷。

推车散 炙蜣螂一个 干姜五分 研细末。

升阳散火汤 川芎 蔓荆子 白芍 防风 羌活 独活 甘草 人参 柴胡 香附 葛根 升麻 僵蚕

姜 枣

阳和汤 麻黄 熟地 白芥子 炮姜 甘草 肉桂 鹿角胶

中和汤 白芷 桔梗 人参 黄芪 藿香 肉桂 甘草 白术 川芎 当归 白芍 麦冬 姜 枣

阳和解凝膏 牛蒡子根叶梗 白凤仙梗 川芎 附子 桂枝 大黄 当归 肉桂 川草乌 地龙 僵蚕 赤芍 白芷 白蔹 白及 乳香 没药 续断 防风 荆芥 五灵脂 木香 香橼 陈皮 苏合香 麝香 黄丹 菜油熬成膏摊用（成药）

桂麝散 麻黄 细辛各五钱 肉桂 丁香各一两 生半夏 生南星各八钱 牙皂三钱 麝香六分 冰片四分 研细末。

189. 牙齿不生

小儿发育至一定时期，牙齿不生，属五迟之一。参阅全身证状“小儿五迟”条。

九、咽喉证状

喉司呼吸属于肺，咽为食道属于胃，咽和喉的部位相接近而作用各别。又因肝、肾等内脏的关联和经络循行所过，也能引起咽喉疾患。本证来势一般比较急，外因以风热为多，内因则以痰火、阴虚阳亢为主。在辨证上一般注意有无突起肿块，肿块的部位和形态，表面是否光滑或高低不平，颜色深红或淡红，肿块有无瘢烂，有无白色、灰白色、黄白色的小点和小块，牙关开合有无障碍，颈项前后和两侧有无漫肿等。其中以局部红肿、痛疼的情况，腐烂的程度，更为诊断的重要一环。中医向来有咽喉专科，必要时应由专科诊治。此外，《内经》上说："会厌者，音声之户也；口唇者，音声之扇也；舌者，音声之机也；悬雍者，音声之关也。"故将失音、嘶嗄等证状，亦列于本门之内。

190. 咽喉肿痛

一般所说的咽喉痛，均有红肿疼痛证状，来势较速。其中突然咽喉部一侧或两侧肿胀作痛，吞咽不利，同时，出现全身乏力，恶寒发热，数小时内肿痛更剧，可波及咽喉全部，蒂丁亦肿胀下垂，伴见痰涎壅盛，二便秘涩，脉象洪数或滑数。都因肺胃积热，感受风邪，以致火动痰生而发，多为“喉风”。内服清咽利膈汤，外吹金锁匙，并刺少商、商阳穴出血，泄其热毒。本证属热，多发于壮年人，能在二三天毒气内陷，呼吸困难而导致死亡。不即消退，也能在肿处发生白点，初虽分散，继即混合成片，腐烂如黄豆或蚕豆大小，甚至延及小舌，称做“烂喉风”，可于吹药内配合五宝丹。倘兼牙关紧闭，口噤难言，名“锁喉风”，先用通关散吹入鼻中取嚏，或针颊车穴，使牙关放松，再照喉风治疗。又有“缠喉风”，证状与喉风相似，治法亦同，惟颈项前后同时漫肿，色红按之凹陷，如蛇缠绕，严重的肿连胸前，用玉露散以金银花露调敷。

初起时咽喉部一侧或两侧干燥灼热，微红、微肿、微痛，或起红色小点如痱子样，隐现于黏膜，妨碍咽饮，或发寒热。以后红肿逐渐变重，或红带紫，疼痛亦增剧，喉间如有物堵塞，痰多稠黏，颈部或有结块，按之疼痛。系因外感风邪，引动肺胃积热，上蒸咽喉而成，称为“风热喉痹”。外吹冰麝散，内服清咽双和饮，如有便秘等里证，可酌加大黄轻泻。有因阴亏水不制火、虚火上炎者，称为“虚火喉痹”，证见咽喉微痛，微有红肿，咽饮觉梗，早晨痛轻，下午较重，夜间更甚，往往伴有口干舌燥，手足心热，脉象细数，内服知柏八味丸。假如咽喉微痛，不红不肿，手足不温，脉象微弱，亦属虚火喉痹，由于阳虚而无根之火上扰，宜用附桂八味丸引火归原。

“喉痈”生于蒂丁之旁，常患一侧，初起即鲜红高肿疼痛，纳食困难，黏痰增多，寒热交作。严重的痛连耳窍，蒂丁肿胀倾斜，颈部结块肿硬，牙关拘紧，此时身热更高，喉如闭塞，汤水难下。五日至七日内可以成脓，脓成熟时肿势局限一处，并可出现顶高中空，痛疼反轻，寒热低减等现象。治法，先刺少商穴出血，用漱口方漱涤，并吹冰硼散，内服清咽利膈汤及六神丸；脓已成熟，可用刀或喉枪刺破排脓，溃后用清咽双和饮加减，吹朱黄散。

清咽利膈汤 连翘 山栀 黄芩 薄荷 防风 荆芥 玄明粉 桔梗 银花 玄参 大黄 甘草 黄连

金锁匙 火硝一两五钱 僵蚕 雄黄各二钱 硼砂五钱 冰片四分 研细末。

五宝丹 熟石膏 硼砂各五钱 腰黄一钱 胆矾五分 冰片四分 研细末。

通关散 牙皂一两 川芎五钱 研细末。

玉露散 芙蓉叶 研末。

冰麝散 黄柏 黄连 玄明粉各一钱 鹿角霜五钱 胆矾 甘草各五分 硼砂二钱五分 冰片四分 麝香一分 研细末。

清咽双和饮 桔梗 银花 当归 赤芍 生地 玄参 赤苓 荆芥 丹皮 川贝 甘草 葛根 前胡

知柏八味丸 知母 黄柏 熟地 山萸 山药 丹皮 泽泻 茯苓

附桂八味丸 熟地 山萸 山药 丹皮 泽泻 茯苓 附子 肉桂

漱口方 防风 甘草 银花 薄荷 荆芥 盐梅 栗蒲壳各一钱 煎汤。

冰硼散 冰片四分 硼砂 玄明粉各五钱 朱砂六分 研细末。

六神丸 略（成药）

朱黄散 熟石膏 硼砂各五钱 腰黄二钱 人中白三

钱　冰片四分　研细末。

191. 喉起肿块

咽部两侧突起肿块，状如乳头，亦如蚕蛾，称为“乳蛾”，也叫“喉蛾”，发于一侧者为“单乳蛾”，两侧俱发者为“双乳蛾”。多因肺胃积热，再受风邪凝结而成。初起红肿痛疼，妨碍咽饮，伴有寒热，较重的痛连耳窍，颈部结核，旋转不利。治宜外吹冰硼散，内服疏风清热汤，并可用贴喉异功散少许置于普通膏药上，贴在颈部对咽痛处，痛在哪一侧贴在那一侧，两侧俱痛则两侧均贴，隔半天揭去有泡，用针挑破出水。本证四五日至六七日不消，肿块上出现细白星点，或黄白色脓样膜状物，这是腐烂现象，俗呼“烂乳蛾”，仍用前方去风药加重玄参，变辛凉清解为育阴清解，并改金不换吹喉去腐。

咽部两旁或左或右，突起硬块如乳头，不红不痛，遇疲劳时略有肿痛，饮食不利，极少全身证状，经休息后肿痛亦能自愈，但不能使硬块消失。名为“石蛾”，极易与乳蛾混淆。其特点是未发时并无自觉证，如能经常少吃辛辣和不使过度疲劳，可使少发或不发，即使发作也不象乳蛾严重，不会腐烂。发作时可吹冰硼散，内服清咽利膈汤加减。

凡乳蛾和石蛾均难使蛾体全部平复，并且容易复发，可以考虑专科使用割法和烙法，但必须在肿痛已经消失的情况下进行。

冰硼散　冰片四分　硼砂　玄明粉各五钱　朱砂六分　研细末。

疏风清热汤　荆芥　防风　牛蒡　甘草　银花　连

翘　桑皮　赤芍　桔梗　归尾　天花粉　玄参　川芎　白芷

贴喉异功散　斑蝥四钱　乳香　没药　全蝎　玄参　血竭各六分　麝香　冰片各三分　研细末。

金不换散　西瓜霜　月石各五钱　朱砂六分　僵蚕　冰片各五分　人中白一钱　青黛　犀黄　珠粉各三分　研细末。

清咽利膈汤　连翘　山栀　黄芩　薄荷　荆芥　防风　玄明粉　桔梗　银花　玄参　大黄　黄连　甘草

192. 咽喉白腐

一般咽喉肿痛，如“喉风”，“乳蛾”等，均可能出现白腐，突出而且严重的为“白喉”证。初起微有发热或不发热，精神疲倦，喉间红肿，或痛或微痛，继则咽头两侧出现白点，亦有二、三天后始见者，白点可变成条状或块状的膜，其色灰白或带微黄，白膜逐渐扩大，蔓延至喉关内外或蒂丁等处。白膜表面光滑，边缘境界分明，不易剥脱，若强加剥去则引起出血，露出一层红肿肉面，但在很短时间内又为新生的白膜盖住。病情严重的，身热增高，面色苍白，神气呆滞，口有臭气，白膜扩大较快，兼有声嗄、痰喘、饮食作呛等兼证。如果白膜扩展至气管，往往阻碍呼吸，引起窒息。与“喉风”等白腐的区别是：喉风等多在肿块上面有黄白色脓痰样物盖罩，白点分散而不呈坚韧的片状，容易拭去，也不易出血。前人认为本证的原因和时行疫毒有关，所以也称“疫喉”。偏于风热者多兼寒热头痛，脉象浮数，治先疏表清热解毒，用桑葛汤兼服啜药散，表证解除后，接用养阴清肺汤加土牛膝。偏于阴虚者，初起无表证，脉数无力，即宜养阴清热解毒，用养阴清肺汤加土牛膝，兼服啜药散，均用清凉散吹喉。服药后如见遍身斑疹，系病邪外出，不可误作寻常斑疹治疗，不敢滋阴，反致贻误。

“喉疳”亦为喉间表皮发生腐烂，多生于关外近蒂丁两旁，喉底极少发现。由于外风内热相搏，上攻咽喉。初起先有潮红疼痛，或生水泡，继即腐烂，白点呈分散状，多少不等，可多至十余处，大小也不一致，在白点周围必有红晕，为其特征。一般兼有寒热等全身证状，小儿患者尤多，且有并发“口疳”的。内服加减普济消毒饮，外吹锡类散。

“烂喉痧”又名“喉痧”或“烂喉丹痧”，初起恶寒发热，头痛、呕吐，咽喉红肿疼痛，三四日后发现溃烂。同时颈项出现猩红色痧点，渐及胸背、腹部或四肢，一日之间能蔓延全身，但口唇周围则呈现苍白色而无痧点。本证由疫毒蒸腾肺胃，厥少之火乘势上亢，极为严重。治疗可分三期：初期寒热、烦躁、呕恶，咽喉肿痛腐烂，舌苔薄腻而黄或白如积粉，为疫邪郁于气分，应予辛凉表散使邪外达，用加减荆防败毒散，兼见口臭、便秘里热亦重者，用清咽利膈汤。中期壮热、口渴、烦躁，咽喉肿痛腐烂，舌质红绛，中有黄苔，丹痧密布，神识不朗，系疫邪化火，由气入营，即宜清营解毒佐以疏透，用加减黑膏汤或加减犀豉汤。后期丹痧已收，热轻、咽痛亦轻，宜滋液养阴，用清咽养营汤。外治方面，咽喉肿痛吹玉钥匙散，溃烂吹锡类散，同时可针少商或委中穴出血，减轻病势。

桑葛汤　桑叶　葛根　薄荷　川贝　甘草　木通　竹叶　银花　瓜蒌皮

啜药散 川贝 土牛膝 黄柏各三钱 甘草一钱 王瓜霜 人中白各五分 竹蜂十只 研细末，加入牛黄一钱，冰片五分，每用一分，开水一汤匙冲调，慢慢啜服。

养阴清肺汤 生地 玄参 麦冬 川贝 丹皮 白芍 甘草 薄荷

清凉散 硼砂三钱 人中黄二钱 黄连一钱 薄荷六分 青黛四分 冰片五分 研细末。

加减普济消毒饮 连翘 薄荷 马勃 牛蒡 荆芥 僵蚕 玄参 银花 板蓝根 桔梗 人中黄

锡类散 象牙屑 珍珠 青黛 冰片 壁钱 犀黄 人指甲（成药）

加减荆防败毒散 荆芥 牛蒡 银花 连翘 薄荷 竹叶 桔梗 豆豉 马勃 蝉衣 僵蚕 射干

清咽利膈汤 连翘 山栀 黄芩 薄荷 防风 荆芥 玄明粉 桔梗 银花 玄参 大黄 甘草 黄连

加减黑膏汤 鲜生地 豆豉 薄荷 连翘 僵蚕 石膏 赤芍 蝉衣 石斛 甘草 象贝母 浮萍 竹叶

加减犀豉汤 犀角 石斛 山栀 丹皮 生地 薄荷 黄连 赤芍 玄参 石膏 甘草 连翘 竹叶 芦根 茅根 金汁

清咽养营汤 生地 西洋参 玄参 天冬 麦冬 天花粉 白芍 茯神 桔梗 甘草 知母

玉钥匙散 西瓜霜 月石各五钱 朱砂六分 僵蚕 冰片各五分 研细末。

193. 喉 痒

喉头发痒作咳，为外感咳嗽证状之一，参阅内脏证状“咳嗽”条。

咽喉干燥，痒多痛少，淡红微肿，逐渐喉间出现赤瘰，多者成杨梅刺状，称为“喉癣”。由于胃火熏肺，用广笔鼠黏汤，外吹清凉散。经久失治，能生霉烂，迭起腐衣，旁生小孔如蚁蛀蚀，多致不救，故俗称“天白蚁”。

广笔鼠粘汤　生地　象贝　玄参　甘草　牛蒡　天花粉　射干　连翘　僵蚕　竹叶

清凉散　硼砂三钱　人中黄二钱　黄连一钱　薄荷六分　青黛四分　冰片五分　研细末。

194. 咽　干

一般口干为肺胃热伤津液，白天作干。咽干则多肾阴不足，卧后觉燥，故常为阴虚证状之一。《内经》所谓“嗌干、口中热如胶，取足少阴。”

195. 声　嗄

声音嘶嗄而不能成音，称做“喑”，甚至完全不能出声，俗呼“失音”。骤起者多为外邪乘肺，久病转成者多为肺脏气阴受损，都与肺经有关，前人譬作“金实不鸣，金破亦不鸣”。风寒用三拗汤，寒包火用麻杏甘石汤，肺虚用清音汤，肺虚有热用养金汤。

孕妇失音与胎气有关，称做“子喑”，参阅妇科证状“怀孕音哑”条。

三拗汤　麻黄　杏仁　甘草

麻杏甘石汤　麻黄　杏仁　石膏　甘草

清音汤　人参　茯苓　当归　生地　天麦冬　乌梅　诃子　阿胶　人乳　牛乳　梨汁　蜂蜜

养金汤　生地　桑皮　杏仁　阿胶　知母　沙参

麦冬　蜂蜜

196. 作　呛

常因饮食而致气逆咳呛，除一般偶然出现外，在“喑痱”证上比较多见。由于会厌不能掩闭喉腔，饮食误入气管所致，属严重证状。患此者大多舌强言语不利，可用菖蒲、远志等宣通心气，非肃肺顺气所能奏效。

197. 喉如曳锯

气为痰阻，呼吸有声，喉间作响，好像拉锯之声，为痰喘证状之一，参阅内脏证状“喘促”条。

198. 喉如水鸡声

为哮喘的特征，喘时喉间发出一种尖锐的水鸡叫声音，参阅内脏证状“喘促”条。

199. 喉中梗阻

咽喉不红不肿，亦不疼痛，饮食可以顺利下咽，但觉喉中如食炙肉，或如梅核梗塞，吐之不出，吞之不下，病名“梅核气”。由于七情郁结，痰滞气阻喉中，故心情舒畅能自减轻，治用加味四七汤。

加味四七汤　茯苓　厚朴　苏梗　半夏　橘红　青皮　枳实　砂仁　南星　六神曲　蔻仁　槟榔　生姜

200. 小舌肿痛

小舌即蒂丁，亦叫悬雍，一般小舌肿痛称做“悬雍垂”。因食辛热食物或感受风热所致，用冰麝散吹之，民间疗法以筷头蘸醋再蘸细盐少许点上，轻者即愈。

小舌下端尖头处生血泡，色紫如樱桃，疼痛妨碍饮食，叫做“悬旗痈”，除吹冰麝散外，内服加味甘桔汤，必要时可刺血泡放出紫血。

冰麝散 黄柏 黄连 玄明粉各一钱 鹿角霜五钱 胆矾 甘草各五分 硼砂二钱五分 冰片四分 麝香一分 研细末。

加味甘桔汤 生地 玄参 桔梗 枳壳 牛蒡 防风 银花 连翘 丹皮 炙甲片 蒲公英 甘草

201. 骨 鲠

骨鲠在喉，以鱼刺为多。单方用米醋徐徐咽下，或用威灵仙煎汤徐饮，《三因方》在玉屑无忧散，但只能治细柔的鱼骨鲠痛，如果硬骨和较粗之骨，能使伤处红肿，应施手术取去。

玉屑无忧散 寒水石 硼砂各三钱 玄参 贯仲 滑石 砂仁 山豆根 黄连 甘草 赤苓 荆芥各五钱 研末，每用一钱，用水送下。

十、颈项证状

前为颈，后为项，任脉行于前，督脉行于后，手足三阳经并行两侧。因部位较小，临床证状不太多，且多与其他证状同时出现。但作为主证出现时，也有极其严重和顽固的，尤以外科为常见。本门包括项强、项软、痉病、气毒、瘰疬、瘿瘤、锁喉痈、对口疽等。

202. 项　强

后项强直，不能前俯及左右转动，逐渐牵连背部强急，角弓反张，为“痉病”主要证状。痉病的形成，由于津血耗损，筋脉失其濡养，往往在失血之后或大汗及高热伤阴后出现，脉细弦数，舌光干绛，宜养阴熄风，用大定风珠。有因外邪引起的，必兼恶寒发热和头痛等证，有汗者为“柔痉”，用栝蒌桂枝汤，无汗者为“刚痉”，用葛根汤。此证必须照顾津液，故瓜蒌、葛根成为主药，化热便秘者还当凉下以存阴。少数由外湿壅滞经络所致，《内经》所谓“诸痉项强，皆属于湿”。伴见头胀沉重，颈筋酸痛，用羌活胜湿汤。

刀刃损伤，在破伤处感染风邪，亦易引起项背强直，四肢频频抽搐，《诸病源候论》称为“金疮痉”，俗呼“破伤风”。初起伴见寒热，面现苦笑，宜疏邪解毒，用玉真散。严重的邪毒内陷，增加恶心呕吐，伤处不甚红肿，创口起白痂，流出污黑水，用五虎追风散。痉挛停止，病有转机时，以养血调理为主。

小儿身热不退，出现项强，须防“惊风”，参阅内脏证状“昏迷”条。

睡时头部位置不适或受凉引起项强不活，转侧酸胀，名为“落枕”。宜取风池、风府、肩井穴等推拿治疗，或针大杼、京骨、肩外俞、后溪等穴。

大定风珠　白芍　阿胶　龟甲　地黄　麦冬　麻仁　五味子　牡蛎　鳖甲　甘草　鸡子黄

栝蒌桂枝汤　栝蒌根　桂枝　白芍　甘草　姜　枣

葛根汤　葛根　麻黄　桂枝　白芍　甘草　姜　枣

羌活胜湿汤　羌活　独活　防风　藁本　川芎　蔓荆子　甘草

玉真散　防风　南星　白芷　天麻　羌活　白附子　蝉衣

五虎追风散　蝉衣　南星　天麻　全蝎　僵蚕

203. 项　软

小儿大病后颈项软弱，为气血大虚，由于后项为督脉所循行，应在补剂中佐以扶阳，用斑龙丸。倘因先天不足者，为五软证之一，参阅全身证状“小儿五软”条。

一般久病见项软，多为阳气衰惫，督脉之病，称做“天柱骨倒”，难治。《内经》上说：“头者精明之府，头倾视深，精明夺矣。”这里所说头倾便是颈项萎软。

斑龙丸　鹿角胶　鹿角霜　茯苓　柏子仁　菟丝子　补骨脂　熟地

204. 颈　粗

颈粗不红肿、疼痛，伴有寒热头眩，称为“气毒”，用加味藿香散。也有偏在颈前粗大，呈现食欲增进，心烦心悸，夜睡不安，呼吸困难，性情急躁、忧郁等肝火肝气交郁现象，用达郁汤法加夏枯草、青黛、丹皮、海藻。

加味藿香散　藿香　桔梗　甘草　青皮　陈皮　柴胡　紫苏　白术　白芷　茯苓　厚朴　川芎　香附　夏枯草

达郁汤　升麻　柴胡　川芎　香附　桑皮　橘叶　白蒺藜

205. 颈脉跳动

结喉两旁的足阳明经动脉，称为人迎，在“水肿”、“哮喘”和“怔忡”等证往往搏动明显，作为诊断之一。

206. 颈侧结核

颈侧皮里膜外发现结核，或左或右，或两侧均有，少者一二枚，多至四五枚以上，一般称为“痰核”，亦叫“瘰疬”，文献上还有“痰疬”、“串疬”、“重迭疬”和“马刀侠瘿”等多种名称。一般的说，此证可分急性及慢性两类：急性者由于外感风热，夹痰凝于少阳、阳明之络，结核形如鸽卵，根盘散漫，色白坚肿，伴见寒热，颈项强痛，宜散风清热化痰，用牛蒡解肌汤，外用金黄散茶汁调敷。如果四五天后发热不退，肿痛增剧，顶尖皮色渐转淡红，须防化脓破溃。但破溃后脓泄邪退，容易收口，可照一般溃疡处理。慢性的多因忧思郁怒，性情不畅，肝气夹痰火凝滞于肝胆两经。初起结核如豆，一枚或三五枚不等，渐渐串生，皮色不变，按之坚硬，推之能动，不作寒热，亦不觉痛，日久则微有痛感，其核推之不动。治宜疏肝养血解郁化痰，用逍遥散加半夏、陈皮；肝火偏盛者，用柴胡清肝散，并配服内消瘰疬丸、小金丹和芋奶丸等。其中小金丹能防止流窜，芋奶丸对已溃者还能化脓生肌，故比较常用。本证不易破溃，将溃时皮肤先发绀色，溃后脓汁清稀，夹有败絮状物，很难在短时内排尽收口。处理得当约须二三个月，部分患者有历久不愈或此愈彼溃而成瘘管；也有收口之后因体虚复发。近来有用狼毒粉外敷，对去腐生新有效。

慢性瘰疬系一种顽固疾患，不仅发于颈项，亦能延及颔下、缺盆、胸、腋等处，并且经久不愈，能出现潮热盗汗，形瘦神疲，渐成虚劳。故不论未溃已溃，气血亏弱的均宜先扶正气，次治其标，用香贝养荣汤；如坚硬不消或已成不溃，亦可用攻溃法：以细针一枚烧红，用手指将核捏起，当顶刺入四五分，核大者可针数孔，核内或痰或血随即流出，待流尽，用太乙膏盖之，次日针孔渐作脓，插入白降丹条腐蚀，仍用太乙膏盖贴，使核脱落。但采用攻溃法不免痛楚，所用药条又多刺激性，须严格掌握，忌深忌大，并对老年体弱者忌用。此外，也可配合艾灸治疗，朱丹溪曾说：取肩尖、肘尖骨缝交接处各一穴，灸七壮，病左灸左，病右灸右，左右俱病，即左右均灸，常用有效。顾世澄也认为取肩井、肺俞、膻中、风池、百劳、曲池等穴，各灸三壮，再加内治，收效较速。

牛蒡解肌汤 牛蒡 薄荷 荆芥 连翘 山栀 丹皮 石斛 玄参 夏枯草

金黄散 南星 陈皮 苍术 黄柏 姜黄 甘草 白芷 天花粉 厚朴 大黄（成药）

逍遥散 当归 白芍 柴胡 白术 茯苓 甘草 薄荷 姜

柴胡清肝散 生地 当归 白芍 川芎 柴胡 黄芩 山栀 天花粉 防风 牛蒡 连翘 甘草

内消瘰疬丸 夏枯草 玄参 海藻 贝母 青盐 薄荷 天花粉 蛤粉 白蔹 连翘 熟大黄 甘草 生地 桔梗 枳壳 当归 玄明粉（成药）

小金丹 白胶香 草乌 五灵脂 地龙 木鳖 乳香 没药 当归 麝香 墨炭（成药）

芋奶丸 香梗芋奶不拘多少，切片晒干，研细末，用陈海蜇漂淡和荸荠煎汤泛丸。

香贝养荣汤 香附 贝母 人参 茯苓 陈皮 熟地 川芎 当归 白芍 白术 桔梗 甘草 姜 枣

太乙膏 玄参 白芷 当归 肉桂 赤芍 大黄 生地 土木鳖 阿魏 轻粉 柳枝 槐枝 血余 东丹 乳香 没药 麻油（成药）

207. 颈间生瘤

颈间生瘤，多因气血留滞，故名。逐渐长大，又如缨络之状，也称“瘿瘤”。瘤的形状并不一致，有或消或长，软而不坚，皮色如常的；有软如绵，硬若馒，不紧不宽，形如复碗的；有坚而色紫，青筋盘曲，形如蚯蚓的；有色现紫红，脉络露见，软硬相兼，时有牵痛，触破流血不止的；有形色紫黑，坚硬如石，推之不移，紧贴于骨的；也有皮色淡红，软而不硬的。从总的说来，瘿瘤的原因，多数由于内伤七情、忧恚怒气和痰湿瘀壅而成。质地柔软，溃后出脓或如脂粉样脓，肿势渐消的易愈，坚硬而溃破出血，肿势更增，痛势不减的难治。内服方可分三类，化痰软坚用海藻玉壶汤，调气破结用通气散坚丸，清肝解郁用清肝芦荟丸，外治用太乙膏掺红灵丹敷贴。

瘿瘤的疗效不甚显著，除皮色淡红，软而不硬可用手术切开外，其他不可轻易用刀针刺破。个别地区因受山岚水气成者，皮色不变，不痛不痒，《沈氏尊生书》曾拟瘿囊丸治之。

海藻玉壶汤 海藻 陈皮 贝母 连翘 昆布 半夏 青皮 独活 川芎 当归 甘草 海带

通气散坚丸 人参 桔梗 川芎 当归 花粉 黄芩 枳实 陈皮 半夏 茯苓 胆星 贝母 海藻 香附 菖蒲 甘草

清肝芦荟丸 当归 生地 白芍 川芎 黄连 青皮 海蛤粉 牙皂 甘草 昆布 芦荟

太乙膏 玄参 白芷 归身 肉桂 赤芍 大黄 生地 土木鳖 阿魏 轻粉 柳枝 槐枝 血余 东丹 乳香 没药 麻油（成药）

红灵丹 雄黄 乳香 没药 火硝各六钱 煅月石一两 礞石 冰片各三钱 朱砂二两 麝香一钱 研细末。

瘿囊丸 雄黄 青木香 槟榔 昆布 海蛤 白蔹 半夏曲 肉桂 白芥子

208. 颈项疮毒

颈项疮毒以生在前后正中处者，最为严重。生于结喉外的名“锁喉痈”，《内经》称为“猛疽”，说明病情的凶险。初起红肿绕喉，壮热口渴，来势猛烈，甚至堵塞咽喉，汤水难下。如果根盘松活，容易溃脓为顺；坚硬难于溃脓为重；脓成不外溃而向内穿溃的，也是危证。此证多因肺胃风火痰热上壅，初用牛蒡解肌汤，有化脓趋向的，可加山甲、皂角刺以透脓，外用玉露散以金银花露调敷，中留小孔，并时时潮润，使药力易于透达，切勿用膏药外贴。溃后可照一般痈证处理。

生于后项正中者为“对口疽”，多因过食膏粱厚味，火毒湿热内盛，复因外感风邪，以致气血淤阻经络。初起硬块上有一粟粒样疮头，发痒作痛，肿块扩大，疮头也增多，色红焮热，疼痛加剧。疮内化脓，疮头开始腐烂，形如蜂窠。必待脓液畅泄，腐肉逐渐脱落，新肉开始生长。此证一起即有恶寒发热、头痛、食呆等，当病情进展时这些证状也加重，严重的因毒邪内陷，可以兼见神昏痉厥。腐烂面积大小不一，最大的能上至枕骨，下至大椎，旁及耳后。虚弱之体，难于收口生肌。故须依据患者气血盛衰、毒邪轻重来诊断病程的快慢和预后的逆顺。一般实证初起宜清热散风，行瘀活血，用仙方活命饮。脓不易透的用透脓散。气血两亏的用托里消毒散扶正托毒，外贴冲和膏。溃脓期加掺九一丹，收口期用生肌玉红膏掺生肌散。

凡生在颈部两旁的，概称“颈痈”，治法与锁喉痈大致相同，惟锁喉痈由于肺胃积热，此则由于三焦郁火上攻，气血凝滞。

牛蒡解肌汤 牛蒡 薄荷 荆芥 连翘 山栀 丹皮 石斛 玄参 夏枯草

玉露散 芙蓉叶 研末。

仙方活命饮　当归尾　赤芍　防风　银花　花粉　陈皮　白芷　穿山甲　皂角刺　贝母　甘草　乳香　没药

透脓散　当归　黄芪　穿山甲　川芎　皂角刺

托里消毒散　人参　黄芪　当归　川芎　白芍　白术　银花　茯苓　白芷　桔梗　皂角刺　甘草

冲和膏　紫荆芥　独活　赤芍　白芷　菖蒲（成药）

九一丹　熟石膏九钱　升丹一钱　研细末。

生肌玉红膏　当归　白芷　白蜡　轻粉　甘草　紫草　血竭　麻油（成药）

生肌散　寒水石　滑石　乌贼骨　龙骨各一两　定粉　密陀僧　白矾灰　干胭脂各五钱　研细末。

十一、肩背证状

肩为手足三阳经交会之所，亦为肺之分域。肩部发病，多因外邪直接侵害或肺脏受邪而影响经络。在背部督脉贯脊行于中，足太阳经分左右四行循行于脊旁，故外邪引起的背部疾患，多属太阳经，内伤证以督脉为主，并往往出现脊骨变形。又因背为胸中之府，胸为肺脏所在，胸肺有病，也能牵及。此外，肩背部常因负重致使扭挫损伤，本门也附入了一些伤科证状。

209. 肩　痛

肩痛偏在后者，常与背痛并见，此为足太阳经感受风湿，用羌活胜湿汤。偏于前者，多连手臂，为肺受风热，用羌活散。并宜采取肩井、肩髃等穴配合针灸治疗。

负重过量，或强力提携重物，最易引起肩部周围肌肉扭伤疼痛，首先表现为痛处手臂前屈后伸受到限制，并不能上举，严重的痛牵颈项，日久变为酸痛无力，应由伤科手术治疗。

羌活胜湿汤　羌活　独活　川芎　藁本　防风　蔓荆子　甘草

羌活散　羌活　防风　细辛　川芎　菊花　黄芩

石膏　蔓荆子　前胡　枳壳　茯苓　甘草　姜

210. 抬　肩

为气喘证状之一。肺气上逆，呼吸困难，口张、目突，同时，肩抬起落，称为“肩息”。《金匮要略》上说:“上气，面浮肿，肩息，其脉浮大，不治。”但一般多在严重时出现，尤其在“哮喘”剧作时为多见。

211. 垂　肩

两肩下垂，耸起无力，为气虚不能升举，亦称“肩随”。《内经》所谓:“背者胸中之府，背曲、肩随，府将坏矣。”

212. 背　痛

背痛板滞，牵连后项、肩胛不舒，兼有恶寒，为风冷乘袭足太阳经，经脉涩滞，通用姜黄散。治背痛须用羌活、防风引经。并因肺主皮毛，背为胸中之府，治疗时可结合使用宣肺之法，使外邪易散。用三合汤，即香苏散、二陈汤和乌药顺气散复方。

睡后背部酸痛，起床活动后，即渐轻减，属气血凝滞，络脉不和。用舒筋汤，配合按摩疗法。

弯腰负重，背伤疼痛，多伴颈项牵强，手指发麻，臂不能动。应由伤科治疗。

姜黄散　姜黄　羌活　白术　甘草

三合汤　麻黄　紫苏　桔梗　苍术　陈皮　乌药　川芎　僵蚕　白芷　枳壳　甘草　干姜　茯苓　半夏　香附

舒筋汤　当归　白芍　白术　甘草　羌活　姜黄

海桐皮

213. 背痛彻心

背痛牵连心胸亦痛，病名“胸痹”。系胃痛证候之一，故《内经》上说：“背与心相控而痛，所治天突与十椎及上纪。上纪者，胃脘也。”参阅胸胁腋乳证状“胸痛”条。

214. 背冷

阳气虚弱的人，常觉背冷，用圣愈汤加桂枝，《古今医鉴》有御寒膏外贴法。

“痰饮”病严重的常觉背心一片冰冷，乃脾肾阳虚现象，参阅内脏证状“咳嗽”条。

圣愈汤 黄芪 人参 生地 熟地 当归 川芎

御寒膏 生姜半斤捣汁，入明胶三两，乳香、没药各一钱半，煎化搅成膏，再入川椒末少许和匀，摊在皮纸上贴患处，五日至七日取下。如起小疮，不妨。

215. 脊骨痛

脊痛多起于腰部，牵连及背，不能挺直，偶尔挺直较舒，亦不能久持。严重的脊中一线觉冷，腰部亦冷，常如风寒侵入，脉象微弱，或伴见小便频数清长，下肢酸软。肾阳不足，宜温补下元，用右归丸加鹿角胶、狗脊，或温肾散，并灸肾俞。

脊痛兼见腰似折，项似拔，冲头痛的，为太阳经气不行，用羌活胜湿汤。

右归丸 附子 肉桂 山萸 山药 熟地 杞子 炙草 杜仲

温肾散 熟地 牛膝 巴戟 苁蓉 麦冬 炙草 五味子 茯神 干姜 杜仲

羌活胜湿汤 羌活 独活 川芎 藁本 防风 蔓荆子 甘草

216. 脊柱突出

部分脊椎突出，按之高耸，多属督脉病变。由于阳气大虚，骨髓不充实，以致不相联络，形成背俯，胸部变宽，行路异常，称为“伛偻”，亦称“大偻”，俗称“曲背”。《内经》上说：“阳气者，精则养神，柔则养筋，开合不得，寒气从之，乃生大偻。”即是此证。也有因于湿热的，因大筋受热则缩而短，小筋得湿则引而长，渐使背曲而骨节突出。但临床遇见的以虚证为多，小儿患此者多由先天不足，治宜血肉厚味之品填补肾命，用斑龙丸，或龟鹿二仙胶常服。

初生小儿背受风寒，入于膂骨，背部弯曲，称为“龟背”多成痼疾，用松蕊丹。《东医宝鉴》指出：“小儿坐太早，亦致伛偻背高如龟。”应注意护养。

斑龙丸 鹿角胶 鹿角霜 菟丝子 柏子仁 熟地

龟鹿二仙胶 鹿角 龟甲 人参 枸杞子（成药）

松蕊丹 松花 枳壳 防风 独活 麻黄 大黄 前胡 肉桂

217. 背部反折

背部向后弯曲反折，经脉不柔，称为“角弓反张”。常由项强逐渐发展，多见于“痉病”和“破伤风”等。参阅颈项证状“项强”条。

218. 尾骶骨痛

尾骶骨在脊骨下端，为督脉和足少阴经所过，痛时常连腰部，背难挺直，喜温并喜用手抚摩。一般由于肾虚引起，故治疗以补肾为主，但血瘀、气滞、寒湿乘袭，亦能致痛。《沈氏尊生书》载有补肾汤加减法，有风加制草乌、天麻；有寒加桂枝、附子；有湿加苍白术；桃仁；有热去破故纸，加羌活、黑豆；有痰减知母、黄柏，加南星、半夏、茯苓；有气减知母、黄柏，加蔻仁、檀香、乌药、青皮；有瘀去知母、黄柏，当归改归尾，加肉桂、柴胡、桃仁，甚者加五灵脂；如跌仆闪挫，去知母、黄柏，加羌活、独活、乳香、没药、桃仁，或加肉桂、赤芍。外治灸八髎等穴，或贴保珍膏。

补肾汤 破故纸 小茴香 延胡索 牛膝 当归 杜仲 知母 黄柏 姜

保珍膏 当归 黄芪 川芎 生地 肉桂 川乌 草乌 山柰 豆豉 大黄 白芷 苍术 红花 升麻 吴萸 麻黄 细辛 高良姜 丹皮 赤芍 首乌 防风 羌活 独活 蓖麻子 广丹 葱 姜 麻油（成药）

219. 背部疮毒

背部疮毒，以“发背”为大证，分上、中、下三发背，俱属督脉部位，由火毒凝滞而成。上发背生天柱骨下，其伤在肺，一名“肺后发”；中发背生于背心，其伤在肝，一名“对心发”；下发背生于腰中，其伤在肾，一名“对脐发”，初起皆形如粟米，焮痛麻痒，周身拘急，寒热往来，数日后突然大肿。即宜隔蒜艾灸，灸之不应，则就患顶当肉灸之，至知痛为效。灸后，用针当疮顶点破一孔，随用药筒拔去脓血，使毒气向外疏通，不致内攻。如有表证发热恶寒无汗者，用荆防败毒散汗之，有里证发热恶热大便干燥者，用内疏黄连汤下之，表里证兼有者，用神授卫生汤双解之。脓将成必须托里，余同一般肿疡、溃疡治法。此证无论老少，总以高肿红活焮痛为顺，漫肿塌陷焦枯紫黑为逆。热毒易治，阴虚难治，形气俱不足者，更为棘手，应请专科治疗。

荆防败毒散 荆芥 防风 羌活 独活 前胡 柴胡 桔梗 川芎 枳壳 茯苓 人参 甘草

内疏黄连汤 黄连 黄芩 山栀 连翘 薄荷 甘草 桔梗 大黄 当归 白芍 木香 槟榔

神授卫生汤 皂角刺 防风 羌活 白芷 穿山甲 连翘 归尾 乳香 沉香 银花 石决明 天花粉 甘草 红花 大黄

十二、胸胁腋乳证状

膈以上为胸，胸中为心肺所居。心和肺为两个阳脏，因清阳所聚，也称清旷之区。喻嘉言曾说："胸中阳气如离照当空，设地气一上，则窒塞有加。"故胸中阳气不振，能使寒浊之邪上犯；寒浊之邪上逆，也能使阳气不宣，产生痞结、疼痛等证。就心、肺的功能来说，因心神不宁和肺气不肃，又会出现烦热、闷满等证状。两胁系肝、脾部位，足厥阴、少阳经脉也循行两胁和腋下，故胁腋证状，不论胀痛或按之有形及外生疮疡，均从肝脾治疗，尤其偏重于肝胆。必须指出，肝位于右，其气行于左，滑伯仁所谓："肝之为脏，其治在左，其藏在右胁右肾之前。"因而左胁病证中，也有从肝论治的。至于乳部疾患，多生于妇女，因乳头属肝，乳房属胃，一般治疗侧重肝、胃两经。

220. 胸　痛

胸为阳位，阳气不足或寒邪乘袭，均能使气机痹阻，所以《金匮要略》上称为"胸痹"。这里所说的寒邪，包括中焦积冷，饮食生冷和痰浊在内，与胃有密切关系。故除了喘息、咳唾、气塞、气短等上焦证外，还出现引背掣痛、脘痞嗳噫和呕恶等中焦证。《金匮要略》用栝蒌薤白白酒汤辛温通阳为主，还用桂枝、半夏、枳实、生姜、茯苓之类，随证加减，其意义也便是为此。胸痹既为阳虚寒阻，通阳散寒，则疼痛自止；亦有寒湿留着，痛无休止，阳胜暂缓，阴胜转急的，称为“胸痹缓急”，当用薏苡附子散。又有久发不愈，多因气滞而致血瘀，其特征为痛时如刺，固定不移，宜栝蒌薤白白酒汤加郁金、枳壳、归尾、桃仁等行气活血。

胸痛偏左，骤然发作如针刺，伴有气闷窒塞，或牵及左肩与左臂亦痛，每次时间极暂，在受寒、劳动和精神刺激后，最易出现，脉象细数或呈结代，属于心痛一类。凡“真心痛”乃猝然受寒，大痛不止，不能言语，面青呼吸气冷，手足青至节，多致死亡，用肉桂、细辛、附子、干姜等急救，或得一生。此则由于心气不足，影响营卫流行，病情缓而暂，痛时牵及肩臂。依据《内经》手少阴、太阴经的“臂厥”证，宜用人参、丹参、生地、桂枝、三七、藏红花、乳香等，调心气而和血脉。

胸痛常欲蹈压，或用手捶击较轻，在将痛前思饮热水，饮后亦较舒适，病名“肝着”，用旋复花汤加红花、郁金。

胸痛连脐腹痛硬，手不可按，日晡潮热，大便秘结，病名“结胸”，用大陷胸汤，轻者只心下结痛气喘，用小陷胸汤。还有胸腹痛连腰胁背膂上下攻痛如刺，痛不可忍，甚至抽搐，为“血结胸”证，多因患伤寒等外感病而月经适来，凝滞于内，或月经将净，尚有余血未尽所致，用延胡索散。

咳嗽经久，胸部掣痛，为血滞络痛，应于方内酌加桃仁、红花。跌仆撞击，损伤胸部，呼吸作痛，或咳嗽吐血，用七厘散黄酒冲服。

栝蒌薤白白酒汤 栝蒌 薤白 白酒

薏苡附子散 薏苡 附子

旋复花汤 旋覆花 新绛 葱

大陷胸汤 大黄 芒硝 甘遂

小陷胸汤 黄连 半夏 栝蒌

延胡索散 延胡 当归 蒲黄 赤芍 肉桂 姜黄 乳香 没药 木香 炙草 姜

七厘散 乳香 没药 当归 儿茶 红花 血竭 朱砂 麝香 冰片（成药）

221. 胸　闷

胸部堵塞，呼吸不畅，称做“胸痞”，俗叫“胸闷”。胸痞与胸痛不同之点，为胸痞满而不痛，胸痛则满而且痛；但与胀满亦不同，胀满内胀而外有形，胸痞则内觉满闷而外无胀急之形。李东垣曾说：“太阴湿土主壅塞，乃土来心下而为痞也。”故常见于湿阻气滞的证候，多用芳香舒气如藿梗、佛手、郁金、枳壳，由肝胃气引起者，亦常用郁金、枳壳及青陈皮、香附等。如在伤风咳痰证，胸膈痞闷，前人以桔梗与枳壳同用，取其一升一降，调畅气机。

心气不足和中气不足，患者常因呼吸困难，胸膈觉闷，应从主证治疗，勿用一般理气法。

《伤寒论》里有“心下痞”证，系表邪传里，属于中脘满闷，参阅腹脐证状“腹满”条。

222. 胸中烦热

胸中烦闷觉热，多为内热证。外感病见心烦懊侬不安，系外邪传入尚浅，用栀子豉汤吐之（栀子豉汤用生山栀苦以涌泄，香豉化浊开郁解表，成为吐剂，如将山栀炒黑，便不涌吐，变为疏表清热法）。身热退后，胸中烦热，或兼呕恶咳逆，为余热内恋，用竹叶石膏汤。

杂证中胸中烦热，多为心火偏旺，用导赤散。血虚火炎而致失眠难寐者，用黄连阿胶汤或天王补心丹。但失眠不能入睡，亦易引起烦热，伴见口干、汗出，当从失眠的不同原因治疗，不以烦热为主。

胸中烦热，兼手足心亦热，称为“五心烦热”，也有与潮热同时出现，均属阴虚内热证候，用生料六味丸加减。

妊娠烦闷，名为“子烦”，参阅妇科证状“怀孕烦躁”条。

栀子豉汤　山栀　豆豉

竹叶石膏汤　竹叶　石膏　半夏　麦冬　人参　炙草　粳米

导赤散　生地　木通　竹叶　甘草

黄连阿胶汤　黄连　阿胶　黄芩　白芍　鸡子黄

天王补心丹　生地　玄参　人参　丹参　茯苓　桔梗　远志　枣仁　柏子仁　天冬　麦冬　当归　五味子

生料六味丸　生地　山萸　丹皮　山药　茯苓　泽泻

223. 胸部汗出

别处无汗，只有胸部多汗，名为“心汗”，常见于心气衰弱证，《证治准绳》有参归猪心方，或用生脉散加浮小麦、炙甘草。

参归猪心方 人参 当归各一两 入猪心内，煮熟去药食心。

生脉散 人参 麦冬 五味子

224. 胸骨突出

小儿胸廓外突，变成畸形，名为“鸡胸”。多因先后二天不足，风邪痰热壅滞肺气所致。临床证状，伴有形体羸瘦，咳嗽喘急。治宜宽气饮先除痰涎，热重的用百合丹，然后缓缓调养。

宽气饮 杏仁 桑皮 橘红 苏子 枳壳 枇杷叶 麦冬 甘草 葶苈

百合丹 百合 杏仁 天冬 桑皮 木通 大黄 芒硝

225. 胸痛彻背

胸痛牵连背部亦痛，为“胸痹”证状之一。参阅本门“胸痛”条。

226. 心下硬块

腹中有块如臂，起自脐上，上至心下，经久不愈，伴见烦心、口干、腹热，甚则吐血，病名“伏梁”。为五脏积聚之一，属于心经。治宜大七气汤加菖蒲、半夏，并服伏梁丸（方内巴豆霜系峻利药，用时必须郑重考虑，掌握适当剂量）。

大七气汤 三棱 莪术 青皮 陈皮 藿香 桔梗 肉桂 益智仁 香附 甘草

伏梁丸 黄连 人参 厚朴 黄芩 肉桂 茯神 丹参 川乌 干姜 红花 菖蒲 巴豆霜

227. 胁　痛

胁肋为肝之分野，恼怒气逆和忧郁气结，均能引起胀满作痛，故临床上多属于肝气发病。痛时或偏一侧，或有休止，经久则隐隐不辍，劳累则更剧，并能影响胸背、少腹，脉象细弦或弦滑。治宜疏肝理气，用柴胡疏肝散；气郁化火者，兼见口干及痛处热感，用清肝汤加黄芩；肝血不足者，兼见耳目䀮䀮，心怯惊恐，用四物汤加柴胡、青皮。针灸治疗，取肝俞、胆俞、日月、期门、章门、支沟、阳陵泉等穴。凡肝气胁痛，初时在气，久则入络，当加丹参、红花和血。如犯胃克脾，出现腹胀，食呆，嗳气，矢气，大便不调，当加厚朴、豆蔻、大腹皮等。也有肝脾两虚的，用逍遥散调养。虚甚者，胁下一点痛不止，《医学入门》称为“干胁痛”，用八物汤加木香、青皮、肉桂，有热者去肉桂加山栀、黄连。

胁痛如刺，痛处不移，按之更剧，脉象弦涩或沉涩，多由跌仆殴斗损伤，瘀积胁下，痛处皮肤有青紫伤痕，宜逐瘀为主，用复元活血汤，方内柴胡系引经药，不以疏肝为目的。或用加味三七散，三七为伤科要药，亦可一味研粉吞服。

外感证传变中出现胁痛，兼见寒热往来、口苦、咽干、目眩等，为伤寒少阳证，用小柴胡汤。一般感冒亦能伴见胸胁隐痛，当考虑有无其他原因，并注意变化。

痰饮内停，胁痛牵及缺盆，咳嗽更剧，属于“留饮”，用葶苈大枣泻肺汤酌加枳壳、香附、青陈皮等。

附：近来流行的“肝炎”，一般亦以胁痛为主诉，治疗多取和肝、疏肝，用白芍、丹参、柴胡、青皮、郁金、枳壳、金铃子等，内部有热感者，加大小蓟；胀气者，加香附；湿重者加苍术；恶心食减者，加神曲；疲乏或消瘦者，加黄芪或阿胶。一般的说，此证治法不能离开理气，但必须照顾肝阴，在治肝的同时也必须顾及脾胃。正因为此，饮食不节则伤胃，劳倦过度则伤脾，忧思不解则伤肝，应当注意饮食、休养，尤其不可忧郁悲观。

当期门穴处隐痛微肿，继而右胁部胀满作痛，侧卧惊惕，二便艰难，须防“肝痈”。多因愤郁气逆形成，先用复元通气散，继用柴胡清肝汤，化脓后难治。

柴胡疏肝散 柴胡 白芍 香附 川芎 枳壳 陈皮 甘草

清肝汤 白芍 当归 川芎 丹皮 山栀 柴胡

四物汤 生地 当归 白芍 川芎

逍遥散 当归 白芍 柴胡 白术 茯苓 甘草 薄荷 姜

八物汤 人参 白术 茯苓 甘草 熟地 白芍 川芎 当归

复元活血汤 当归 红花 桃仁 大黄 穿山甲 花粉 柴胡 甘草

加味三七散 三七 香附 乳香 没药 甘草

小柴胡汤 柴胡 黄芩 人参 半夏 甘草 姜 枣

葶苈大枣泻肺汤 葶苈 枣

复元通气散 青皮 陈皮 瓜蒌仁 穿山甲 银花 连翘 甘草

柴胡清肝汤 柴胡 生地 当归 赤芍 川芎 防风 连翘 牛蒡 黄芩 山栀 天花粉 甘草

228. 胁　胀

胁肋胀满不舒，属肝气郁滞，久则作痛，并常影响到胸脘部，发生痞闷，在妇女乳房觉胀，用枳壳散加青皮、橘叶、郁金等。

枳壳散　枳壳　甘草

229. 胁下硬块

为五脏积聚之一，在左胁下者名曰“肥气”，大如覆杯，久不愈，使人呕逆，或痛引少腹，足冷转筋，用大七气汤兼服肥气丸。在右胁下者名曰“痞气”，痞塞不舒，影响胸背亦痛，久则腹满呕恶，出现黄疸，宜大七气汤，兼服痞气丸。肥气丸和痞气丸内均用巴豆霜峻利，用时须郑重考虑，掌握剂量。

疟疾经久，左胁下结成症块，按之有形，脘腹不舒，食少力乏，形体消瘦，面色萎黄，脉象濡细，稍有劳累，寒热复发，名为“疟母”。治宜软坚消痞，祛瘀化痰，用鳖甲煎丸。此丸比较猛峻，此证气血多虚，用时应与益气养血之剂配合为宜。至于寒热发作时，又当与治疟之剂同用，参阅全身证状“寒热往来”条。

大七气汤　三棱　莪术　青皮　陈皮　藿香　桔梗　肉桂　益智仁　香附　甘草

肥气丸　柴胡　黄连　厚朴　川椒　莪术　昆布　人参　皂角　茯苓　川乌　干姜　巴豆霜

痞气丸　厚朴　黄连　吴萸　黄芩　白术　茵陈　砂仁　干姜　茯苓　人参　泽泻　川乌　川椒　肉桂　巴豆霜

鳖甲煎丸　鳖甲　黄芩　柴胡　干姜　白芍　桂枝

大黄　乌扇　鼠妇　葶苈　石苇　厚朴　丹皮　瞿麦　紫葳　半夏　人参　阿胶　䗪虫　蜂房　赤硝　蜣螂　桃仁（成药）

230. 腋下结核

腋下结核如卵，皮色不变，多因肝气痰浊凝滞而成，俗称“痰核”，实即瘰疬一类，故常与颈间结核同时出现，治用消核丸。参阅颈项证状“颈间结核”条。

消核丸　橘红　赤苓　大黄　连翘　黄芩　山栀　半夏曲　玄参　牡蛎　花粉　桔梗　瓜蒌仁　僵蚕　甘草

231. 腋下潮湿

腋下潮湿如汗出，称为“漏腋”，用六物散涂敷，亦治阴股间潮湿。

六物散　干枸杞根　干蔷薇根　甘草各二两　铅粉　商陆根　滑石各一两　研末，用醋调涂。

232. 腋臭

腋下散气，臭如野狐，俗称“狐臭”。用密陀僧散加枯矾少许搽敷。朱丹溪曾有一法治此证：大田螺一个水中养之，候靥开，以巴豆肉一粒，针挑放在螺内，仰置盏中，自然成水，取搽腋下。

密陀僧散　雄黄　硫黄　蛇床子各二钱　密陀僧　石黄各一钱　轻粉五分　研细末。

233. 乳房胀

乳房作胀，常见于肝气证。由肝气郁滞引起的

“痛经”，每于经前先觉乳胀，甚则隐痛，尤为明显。治法参阅本门“胁胀”和妇科证状“经行腹痛”各条。

234. 乳房结核

乳房结核,大小不一,大多表面光滑,与皮肤不相连着,按之移动,皮色不变,亦不发热,不痛或稍有痛感。有“乳疬”、“乳癖”、“乳痨”(亦称“乳痰”)等名,都因肝脾不和,气滞痰郁而成。其中乳疬多发于女子青春期,乳癖以中年、老年为多,乳痨则不限年龄,常生于乳房稍偏上部。由于乳房属胃,乳头属肝,治疗以疏肝和胃、理气解郁为主,用清肝解郁汤、连翘饮子加减。

男子肾虚肝燥，忧思怒火郁结，乳部亦能生核，久则隐痛，用一味青皮或橘叶煎服。

清肝解郁汤 当归 白芍 熟地 柴胡 人参 白术 贝母 半夏 茯苓 川芎 丹皮 陈皮 赤苓 甘草 山栀 姜

连翘饮子 连翘 川芎 瓜蒌 橘叶 青皮 桃仁 甘草 皂角刺

235. 乳头破碎

乳头或乳颈部破碎，多因小儿生牙时吮乳咬破，或乳头内缩，被小儿强吸，或乳汁过多流溢，浸润湿烂，但与肝火湿热蕴结亦有关系。患此者痛如刀刺，揩之出血，或流脂水，或结黄色痂盖，愈后容易复发，并因疼痛，常使乳汁不能吸尽，继发乳痈。宜外搽三石散，必要时内服龙胆泻肝汤。

三石散 炉甘石 熟石膏 赤石脂 等分，研细末，麻油调敷。

龙胆泻肝汤 龙胆草 黄芩 山栀 泽泻 木通 车前子 当归 生地 柴胡 甘草

236.乳房疮毒

妇女哺乳期内,乳房硬块,肿胀疼痛,乳汁不畅,寒热头痛。多因婴儿吮乳吹气,乳络壅滞,或乳多婴儿少吃,乳汁积滞,称为"外吹乳痈"。内服用栝蒌牛蒡汤加蒲公英,或加木通通乳,红肿者外敷玉露散。经过二、三天后,热退痛减,为消散现象,假使热不退,肿块增大,焮红疼痛加剧,势将化脓,方内加当归、赤芍、山甲。持续十日左右,硬块中央渐软,按之应指者,已到脓熟阶段,宜切开排除。切开时,必须采取放射形,以免过多地破伤乳络,用九一丹提脓,药线引流,按一般溃疡处理。在怀孕六、七月时,胎气旺盛,胃热壅滞,亦能结脓成痈,称为"内吹乳痈"。初起皮色不变,逐渐转红破溃,用橘叶散内服,并宜照顾胎元。此证比外吹乳痈难消,酿脓亦慢,已溃后往往须待产后才能收口。

乳房结块,坚硬木痛,皮色不变或稍带红热,寒热亦微,名为"乳疽"。系肝气胃热蕴结而成,与哺乳、怀孕无关,偏于阴证一类,成脓比乳痈缓慢,大约乳痈在十四天脓成,此则须一个月后方可溃脓。初起亦用栝蒌牛蒡汤,寒热退尽,肿不消退者,接用复元通气散加当归、赤芍、红花,并以冲和膏加红灵丹外贴,溃后照一般溃疡治疗。

乳房部初起如桂圆或核桃大结块,高低不平,质地坚硬,皮核相连,推之不移,不痛不痒,不红不热。逐渐长大,经年累月之后,才觉疼痛,痛又无休止。此时肿如堆粟,或似覆碗,顶透紫色,网布血丝,先腐后溃。溃烂后根肿愈坚，时流污水，臭气难闻，疮口不整齐，中间凹陷很深，甚至烂断血管，或因急怒出血不止而死。多因忧郁思虑过度，肝脾气逆，以致经络痞塞而成，名为“乳岩”，在乳部外疡中最为棘手。另有一种乳岩，生在乳晕部，起初好像湿疹，表面腐烂而出血水，以后乳头渐渐向内凹陷，四周坚硬，皮色紫褐。再有一种在乳房起一肿块，肿块中央有弹性，未溃前乳窍流血。“乳岩”一般难治，并忌开刀，忌艾灸、针刺和涂腐蚀药。常用内服方，初用神效栝蒌散，次用清肝解郁汤，疮势已成用香贝养荣汤。

栝蒌牛蒡汤 瓜蒌仁 牛蒡 天花粉 黄芩 陈皮 山栀 连翘 皂角刺 银花 甘草 青皮 柴胡

玉露散 芙蓉叶 研末。

九一丹 熟石膏九钱 升丹一钱 研细末。

橘叶散 橘叶 柴胡 青皮 陈皮 川芎 山栀 石膏 黄芩 连翘 甘草

复元通气散 青皮 陈皮 瓜蒌仁 穿山甲 银花 连翘 甘草

冲和膏 紫荆皮 独活 赤芍 白芷 菖蒲（成药）

红灵丹 雄黄 乳香 月石 青礞石 没药 冰片 火硝 朱砂 麝香（成药）

神效栝蒌汤 栝蒌 当归 甘草 乳香 没药

清肝解郁汤 熟地 当归 白芍 白术 茯苓 贝母 山栀 人参 半夏 柴胡 丹皮 陈皮 川芎 香附 甘草 姜

香贝养荣汤 香附 贝母 人参 茯苓 陈皮 熟地 川芎 当归 白芍 白术 桔梗 甘草 姜 枣

十三、腰 证 状

腰为肾之府，全身经络自上而下，自下而上，都要通过腰部，特别是带脉围绕腰际如带。所以腰部的证状虽不复杂，但在发病机制方面却是比较广的。一般来说，腰的证状，在内脏以肾为主，在经络以与足少阴、太阳和带脉的关系为密切；在脏多虚，在经络多寒湿和扭伤。由于肾脏精气不足，可使外邪乘虚而入，外邪侵入，也能影响肾气，临床上不能把二者截然分开，尤其应将肾脏功能放在重要地位。

237. 腰 痛

腰为肾的外候，凡因房事过度，遗精滑泄，妇女崩漏带下，以及老年精气虚弱引起的腰痛，都属肾虚腰痛范围。这种腰痛逐渐形成，初起只觉酸软无力，痛时绵绵隐隐并不剧烈，常伴脊骨腿足酸痿，行立不支，坐卧稍减，劳动加甚，脉象细弱或虚微。由于肾为水火之脏，治疗须分别阴虚和阳虚。阴虚腰痛，兼见内热心烦，头晕耳鸣，宜滋阴补肾法，用杜仲丸。阳虚腰痛，兼见神疲气短，畏寒小便频数，宜扶阳补肾法，用煨肾丸。如果腰痛经久，不时发作，往往肾阴肾阳两虚，宜大补精气，用无比山药丸。前人治肾虚腰痛的方剂，还有青娥丸、补髓丹、壮本丸和羊肾丸等，这些方剂的配合都很周密，除主要目的是补肾外，结合到主证和标证。临床上一般用熟地、山萸、苁蓉、枸杞、鹿角胶、补骨脂、杜仲、小茴香、怀牛膝作为基本药，偏于寒的加附子、巴戟，偏于热的加龟甲、石斛。此外，猪腰、羊腰也可适当采用。民间单方用猪腰一对，洗净不切碎，加杜仲一两，生姜两片，煮至极烂，汤和猪腰同食，有效。

风寒侵犯经络引起的腰痛，痛时腰背拘急，转侧不便，腰间觉冷，得温轻减，脉象沉紧，用姜附汤加肉桂、杜仲。沈金鳌曾说：一味杜仲，姜汁炒为末，酒下一钱，专治肾气腰痛，兼治风冷痛，或用牛膝酒炒亦可。坐卧湿地，或受雨露，腰痛一片觉冷，如坐水中，身重腰际如带重物，脉象沉缓，为寒湿腰痛，《金匮要略》称为“肾着”，用甘姜苓术汤。凡风寒湿邪伤腰作痛，都在后腰或牵连两侧，假如环跳均痛或牵引股膝，须作“痛痹”治，参阅四肢证状“下肢疼痛”条。

强力举重、闪挫受伤引起的腰痛，概称扭伤腰痛，突然痛不能动，呼吸咳嗽难忍，常喜俯卧，均由气血凝滞，先用乳香趁痛散，瘀血停留者用调荣活络汤。本证在体力劳动者最易发生，用舒筋散加牛膝、桃仁、乳香、没药，等分研末，黄酒炖温，送服二钱，并由伤科施行提端和按摩整复手术，勿使久延。

杜仲丸 杜仲 龟甲 黄柏 知母 枸杞子 五倍子 当归 白芍 黄芪 破故纸 猪脊髓

煨肾丸 苁蓉 补骨脂 菟丝子 沙苑子 杜仲 牛膝 肉桂 胡芦巴 萆薢 猪腰

无比山药丸 山药 熟地 山萸 苁蓉 鹿角胶

巴戟天　补骨脂　菟丝子　杜仲　续断　牛膝　骨碎补　木瓜　萆薢　肉桂　茯苓　泽泻　青盐

青蛾丸　杜仲　补骨脂　核桃肉

补髓丹　鹿茸　杜仲　补骨脂　没药　核桃肉

壮本丸　杜仲　补骨脂　苁蓉　巴戟　小茴香　猪腰

羊肾丸　鹿茸　小茴香　菟丝子　羊腰

姜附汤　附子　炮姜

甘姜苓术汤　干姜　白术　茯苓　甘草

乳香趁痛散　乳香　没药　当归　赤芍　防风　血竭　肉桂　白芷　龟甲　牛膝　天麻　羌活　槟榔　虎骨　自然铜　白附子　苍耳子　骨碎补　五加皮

调荣活络汤　大黄　牛膝　赤芍　当归　杏仁　羌活　生地　红花　川芎　桔梗

舒筋散　延胡索　肉桂　当归

238. 腰　酸

病后或劳累后，腰酸不能支持，多属肾阴不足现象，在一般腰痛证亦常伴有酸软，治法参见本门“腰痛”条。

妇科病中常见于经带，尤其是“白带”病由于带脉不固，腰酸更为明显，参阅妇科证状“经行腰痛”及“赤白带下”各条。

239. 腰　重

腰痛有沉重感，《金匮要略》所谓“如带五千钱”，属“肾着”证，参阅本门“腰痛”条。

240. 腰 冷

腰部觉凉，如有冷风吹入，为阳虚证状之一，亦为风冷腰痛之征。治宜温补肾命，外用王海藏代灸膏贴腰眼。

代灸膏 附子 蛇床子 吴萸 肉桂 马蔺子 木香等份，为末，以白面一匙，姜汁调成膏，摊纸上敷贴，自晚至晓，其方可代灸百壮。

241. 腰如绳束

腰部周围如绳紧束，多属带脉为病，宜辛散其结，甘缓其急，用调肝散。

下肢截瘫证中，常见腰部拘急，感觉消失，随着病情的发展而逐渐向上，胸部亦有压迫感，无疼痛现象，治以温肾为主。参阅四肢证状“下肢瘫痪”条。

调肝散 肉桂 当归 川芎 牛膝 细辛 菖蒲 枣仁 炙草 半夏 姜 枣

242. 腰部疮毒

生于腰骨两旁陷肉处者名“肾俞发”，在腰胯之间者名“中石疽”，内外治法，同一般痈疽。突出的为“缠腰火丹”，俗名“蛇串疮”，生腰际累累如珠，有干湿两种。干者色红赤，形如云片，上起风粟，作痒发热，属心肝二经风火，治用龙胆泻肝汤；湿者色黄白，水疱大小不等，破烂流水，较干者多痛，属脾肺二经湿热，治用除湿胃苓汤。此证不速治，蔓延遍腰，毒气入脐，使人膨胀闷呕。

龙胆泻肝汤 龙胆草 生地 连翘 车前 泽泻

木通　黄芩　黄连　当归　山栀　大黄　甘草

除湿胃苓汤　苍术　白术　厚朴　陈皮　猪苓　泽泻　赤苓　滑石　防风　山栀　木通　肉桂　甘草　灯心

十四、腹脐证状

腹部属阴，肝、脾、肾三阴脏均在腹内。它的分区是：上腹部即中脘属太阴，脐腹属少阴，左右为少腹属厥阴，脐下为小腹属冲任奇经，并以胃属中脘，肠属脐腹范围。临床上多依据这部位结合病因和证状进行诊治。病因方面有寒有热，有虚有实，有气滞、瘀阻、虫积等，证候相当复杂。本门以疼痛、胀满为主，也附入了腹露青筋、腹皮冷热等外表证状。脐当腹之中央，亦居一身之中，下为丹田，系生气之源。最易受凉，引起腹痛、腹泻等，尤其婴儿断脐不慎能引起脐风重证。本门列入的则为脐肿、脐突、脐湿、脐内出血、出脓等局部疾患。

243. 胃 脘 痛

上腹部疼痛，一般称为“胃脘痛”，简称“胃痛”。原因甚多，有寒痛、热痛、虚痛、气痛、瘀痛、食痛、虫痛等，其中以胃气素寒，因饮食生冷和吸受冷气直接引发的胃寒作痛最为常见。此证大多突然作痛，喜手按及饮热汤，伴见呕恶清水粘涎，畏寒，手足不温，脉象沉迟或沉弦，舌苔白腻。胃寒则气滞湿阻，所谓不通则痛，治宜温中散寒，佐以理气化湿，用厚朴温中汤、良附丸。如果经常受寒便痛，用肉桂一味研粉，开水送服二、三分即止。夹有油腻食滞者，俗称寒食交阻，疼痛更剧，应结合保和丸消运。

"胃气痛"亦为常见证候，多因消化不良，胃气阻滞引起，当脘胀痛攻冲，胸闷痞塞，得嗳气稍舒，伴见腹内作胀，大便困难，脉象弦滑。由于胃不和降，气机障碍，治宜行气散滞，用香砂枳术丸，重者结合沉香降气散。也有很多因肝气引起，伴有胁满胀痛、郁闷太息等肝气证状，所谓肝气犯胃，故又称"肝胃气痛"。但多发于精神受刺激之后，或有情志不遂病史，治用柴胡疏肝散、调气汤。由肝气引起的胃痛，经久不愈，往往化火，出现口苦口干，吞酸嘈杂，烦躁易怒，脉象弦数，宜辛泄苦降，用化肝煎，或加左金丸。病久伤阴，舌红少液，用一贯煎，滋养中佐以泄肝，切忌香燥疏气，愈疏愈痛。

中气虚弱引起的胃痛，其特征为痛时多在空腹，得食或温罨缓解，伴见畏冷喜暖，舌质淡，苔薄白，脉象沉细无力或虚弦。时轻时重，数年不愈，严重的还能出现呕血和大便下血。此证不仅在胃，与脾亦有密切关系，因为胃主纳，脾主运，胃宜降，脾宜升，胃喜凉，脾喜温，胃当通，脾当守，两者的作用虽不同，但又是相互为用的。胃虚痛，其病机倾向于脾脏虚寒，当用黄芪建中汤温养中气，在出血时生姜改炮姜，并加阿胶。应当注意的是，本证常因受寒、气恼等因素反复发作，并因运化能力薄弱出现食滞等证状，须分别标本适当处理，不能当作单纯的寒痛、气痛和食痛。针灸治疗以中脘、内关、足三里为主，脾俞、胃俞、上下巨虚等穴均可采用。一般实痛宜针，虚痛针后加灸。

瘀血痛，痛如针刺，且有定处，或有积块，或大便色黑，脉涩，重按有力，宜和血定痛，用手拈散，非必要时勿予攻逐。

热痛，痛时不喜按，大多舌苔黄腻，脉象数大，兼有口渴、溲赤、便秘等肠胃实证，宜清热中佐以调气，用清中饮加金铃子、枳实。

“胃痈”证，亦中脘作痛，久则破溃咯吐大量脓血。初起用芍药汤，痈成用托里散，已溃用排脓散。本证在早期不易诊断，大概脘痛开始，舌苔先见灰黑垢腻，隐痛不剧，口甜气秽，结喉旁人迎脉大；痈已成，则寒热如疟，脉象洪数，或见皮肤甲错。

虫痛不限中脘，参阅本门“脐腹痛”条。

杂病中“结胸”“胸痹”等均与胃痛有关，参阅胸胁腋乳证状“胸痛”条。

厚朴温中汤　厚朴　豆蔻　陈皮　木香　干姜　茯苓　甘草

良附丸　高良姜　香附

保和丸　神曲　山楂　麦芽　莱菔子　半夏　陈皮　茯苓　连翘

香砂枳术丸　木香　砂仁　枳实　白术

沉香降气散　沉香　香附　砂仁　甘草

柴胡疏肝散　柴胡　白芍　川芎　香附　陈皮　枳壳　甘草

调气汤　香附　青皮　陈皮　藿香　木香　乌药　砂仁　甘草

化肝煎　白芍　丹皮　山栀　青皮　陈皮　贝母　泽泻

左金丸　黄连　吴萸

一贯煎 生地 当归 枸杞子 沙参 麦冬 川楝子

黄芪建中汤 黄芪 桂枝 白芍 炙草 姜 枣

手拈散 延胡 五灵脂 豆蔻 没药

清中饮 黄连 山栀 陈皮 茯苓 半夏 甘草 豆蔻

芍药汤 赤芍 犀角 石膏 玄参 升麻 甘草 朴硝 木通 麦冬 桔梗

托里散 当归 赤芍 大黄 黄芩 朴硝 皂角刺 天花粉 连翘 银花 牡蛎

排脓散 党参 黄芪 白芷 五味子

244. 少 腹 痛

腹痛偏在少腹，或左或右，或两侧均痛，痛时兼有胀感。多属肝经证状，用金铃子散，并可加柴胡、青皮疏之，有寒者加肉桂、乌药温之。亦可针刺关元、归来、行间、三阴交等穴。

少腹痛偏着右侧，按之更剧，常欲踡足而卧，寒热，恶心，大便欲解不利，为“肠痈”证。《金匮要略》上说：“肠痈者，少腹肿痞，按之即痛，如淋，小便自利，时时发热，自汗出，复恶寒，其脉迟紧者脓未成，可下之，当有血，……大黄牡丹皮汤主之。”此证由于湿热瘀滞壅遏于肠，初起宜清化逐瘀。病势缓和者亦可用清肠饮。张景岳治肠痈单方：先用红藤一两，好酒两碗煎成一碗，午前服，午后用紫花地丁一两，如前煎服，服后痛渐止为效。但已经化脓，下法在所当禁，防止肠破产生其他变化，所以《金匮要略》又有“脓已成不可下也”之戒。肠痈证也有时愈时作，痛不剧烈，身不发热或热极轻微，属于慢性的一种，用活血散瘀汤和利之。病后体弱，兼下脓血不清者，用牡丹皮散补虚解毒。此证用针灸治疗，取阑尾穴为主，配合足三里、内庭、公孙、天枢、腹结、大肠俞、内关、气海等穴。

少腹痛按之有长形结块，名为“痃癖”。参阅本门“腹内硬块”条。

金铃子散 金铃子 延胡索

大黄牡丹皮汤 大黄 丹皮 桃仁 芒硝 冬瓜子

清肠饮 当归 银花 地榆 麦冬 玄参 甘草 苡仁 黄芩

活血散瘀汤 当归尾 川芎 赤芍 苏木 丹皮 枳壳 瓜蒌仁 桃仁 槟榔 大黄

牡丹皮散 人参 黄芪 丹皮 白芍 茯苓 苡仁 桃仁 白芷 当归 川芎 甘草 肉桂 木香

245. 脐 腹 痛

脐腹属少阴，痛时绕脐，喜用手按，伴见肠鸣，饮食少味，大便不实，舌苔白腻，大多属于寒证，兼有脾和大、小肠证状。其中暴痛由受寒和啖生冷引起，痛不休止；久痛为脾肾虚寒，时轻时重，绵绵不休。前者用天台乌药散去巴豆，寒重加肉桂、干姜；后者用理中汤，阳虚甚者加附子。

脐腹痛，由于气滞者，多兼胀满，并与肠胃消化不良有关，治用五磨饮。理气不应，痛时如刺，或当脐疠痛，脉象沉涩，宜从血郁治疗，用手拈散。

腹痛热证较少，一般见于伤寒、温病邪传中焦，主要由于大便秘结，多用下法。

伤食亦能引起腹痛，初在上腹部，伴见胀闷，嗳腐，继传脐腹，大便不调，治宜消导去滞。

腹内绞痛，欲吐不吐，欲泻不泻，烦躁闷乱，严重的面色青惨，四肢逆冷，头汗出，脉象沉伏，名为“干霍乱”。由于暑热湿邪阻滞中焦，气机窒塞不通所致。先于十宣、曲泽、委中穴刺出血，以烧盐泡汤探吐，继用厚朴汤，能得吐泻，病势即定。

时痛时止，痛时剧烈难忍，痛止又饮食如常，为“虫积痛”，多见于小儿。虫积因饮食不洁引起，平时能食形瘦，或嗜生米、泥土等，面色萎黄，眼眶及鼻头发青，唇色娇红，或唇内生疮如粟，睡中磨牙，鼻痒喜挖，严重的腹部胀满坚大，脉象细弦或乍大乍数。治疗有直接杀虫法，用化虫丸或集效丸；又有安蛔法，用乌梅丸。如果脾胃薄弱，宜侧重消运，用肥儿丸。一般所说虫痛均指蛔虫，腹痛亦以蛔虫为明显。此外，还有蛲虫病，其特征为肛门发痒，参阅后阴证状“肛门痒”条。

腹痛绕脐，按之如山峦高下不平，名为“寒疝”。其因多由小肠受寒。《金匮要略》上说：“寒疝腹中寒，上冲皮起出现有头足，上下痛而不可触近，大建中汤主之。”严重的兼见呕吐，大汗出，手足逆冷，用赤丸治之。

腹痛痛一阵，泻一次，泻下不爽，为“痢疾”。参阅内脏证状“便下黏冻”条。

天台乌药散 乌药 高良姜 小茴香 木香 青皮 槟榔 金铃子 巴豆

理中汤 党参 白术 炮姜 炙草

五磨饮 沉香 乌药 槟榔 枳实 木香

手拈散 延胡 五灵脂 豆蔻 没药

厚朴汤 厚朴 枳实 高良姜 朴硝 大黄 槟榔

化虫丸 鹤虱 苦楝根 槟榔 芜荑 枯矾 使君子

集效丸 鹤虱 芜荑 槟榔 附子 干姜 熟大黄 诃子 木香

乌梅丸 乌梅 细辛 桂枝 人参 附子 黄连 黄柏 干姜 川椒 当归

肥儿丸 白术 云苓 扁豆 青皮 陈皮 厚朴 鸡内金 五谷虫 砂仁 胡黄连 山楂 神曲 槟榔 干蟾皮

大建中汤 干姜 川椒 人参

赤丸 乌头 细辛 半夏 茯苓

246. 小 腹 痛

小腹痛偏在脐下，痛时拘急结聚硬满，小便自利。严重的有发狂现象，为“蓄血”证，用桃仁承气汤。

热结膀胱，小便不利，亦见小腹阵阵急痛，用五苓散。

妇科月经病常见小腹痛，参阅妇科证状“经行腹痛”条。

桃仁承气汤 桃仁 大黄 玄明粉 桂枝 甘草

五苓散 白术 茯苓 猪苓 泽泻 桂枝

247. 腹 满

腹满，系自觉满闷而外无胀急形象，多因脾胃消化不良，湿阻气滞，故常兼食欲不振，食后饱闷，恶心嗳气，大便不调，四肢沉困，舌苔厚腻，用排气饮理气化浊。

腹满与胸膈痞闷很难划分，有的由胸膈痞闷而影响腹部，有的由腹胀而影响胸膈，所以一般也称痞满，痞是闭而不开，满是闷而不舒，《保命集》所说“脾不行气于肺胃”，便是包括胸腹两部分而言的。《伤寒论》有“心下痞”证，系指中脘满闷，因表邪入里，须苦寒以泻，辛甘以散，用半夏泻心汤，或加生姜为生姜泻心汤，或去人参加重甘草为甘草泻心汤，是为辛开苦降法。内伤杂证则理气化浊为主，《内经》所谓“中满者泻之于内”。如果单纯由于中虚生满者，宜塞因塞用法，用异功散，或用人参粉加少量鸡内金粉。

排气饮 藿香 木香 乌药 厚朴 枳壳 香附 陈皮 泽泻

半夏泻心汤 半夏 黄连 黄芩 人参 甘草 干姜 枣

异功散 人参 白术 茯苓 甘草 陈皮

248. 腹 胀

腹胀常见于一般病证，多属湿热气滞，偏于实证，有时轻减，有时加剧，食后较甚，得矢气稍松。故徐洄溪说:“胀满证即使正虚，终属邪实，古人慎用补法。又胀必有湿热，倘胀满或有有形之物，宜缓下之。”大概胀在肠胃的，食入胀加，治宜疏腑；如果二便通调的，胀在脏，治宜健脾，用宽中汤、中满分消丸和加味枳术丸等加减。

腹胀中最严重的证候，为“臌胀”，又称“单腹胀”和“蜘蛛臌”。再因发病的原因不一，有“气臌”，“血臌”，“食臌”，“虫臌”，“水臌”等名目。但大多为气、水、血三种。这三种又每互为因果，故内脏以肝、脾为主，病情都是由实转虚，而致虚实相兼。初起常因肝气郁滞，脾胃湿热壅结，出现腹部胀满，面色晦黄，手心热，午后神疲，食后胀气更剧，舌腻，脉象弦滑。既而瘀凝水聚，腹大日增，形体渐瘦，小便短少，脉转沉细弦数，表现本虚标实。最后腹大筋露，面色苍黄或黧黑，二便不利，口干饮水更胀，足肿目黄，齿龈渗出，舌质红绛或起刺，苔腻黄糙，脉象细数或浮大无力，表现为气滞血瘀，水湿夹热壅结，标实加重，而真阴大伤。传变至此，预后不良，大多死于呕血、便血及昏迷等证。治法须分虚实的程度，适当地运用疏肝、健脾、消积、逐水、清热、去瘀、养血、滋阴等法，方如加味逍遥散、中满分消丸、鸡金散、禹功散、当归活血汤、猪苓汤、大补阴丸等均可选择。治疗本病必须考虑后果，不可操之太急，初起不宜疏利太过，腹水亦慎用攻逐和辛热温化，防止气虚阴伤，更为棘手。《格致余论》上说:“此病之起，或三五年，或十余年，根深矣，势笃矣，欲求速效，自取祸耳，知王道者能治此病也。”又说:“医不察病起于虚，急于作效，炫能希赏，病者苦于胀急，喜行利药以求一时之快，不知宽得一日半日，其肿愈甚，病邪甚矣。”

“血吸虫病”流行在长江流域一带，危害劳动人民健康最大。初起不甚明显，时有腹痛腹泻，面色不华，青少年患此，能使发育迟缓。到严重时期都呈腹部膨胀，青筋暴露，全身消瘦，小便短少。治宜斟酌邪正盛衰，依照臌胀处理。

小儿“疳积”，亦以腹胀为主证，多因肥甘乳食不节，积热耗伤气血，故俗称“疳膨食积”。前人分五脏疳证，临床上以“脾疳”为常见，且其余四脏之疳多由脾疳进一步传变而成。脾疳又称“肥疳”，“食疳”，其证候为肚大坚硬，腹痛下蛔，面黄肌瘦，头大颈细，发稀作穗，乳食难进，口干烦渴，嗜食泥土，时发潮热，困倦喜睡，大便腥黏，尿如米泔。“肝疳”又称“筋疳”、“风疳”，证见头发竖立，眼多眵泪，摇头揉目，腹大筋青，身体羸瘦，粪青如苔。“心疳”又称“惊疳”，证见惊悸不安，颊赤唇红，口舌生疮，五心烦热，咬牙弄舌，睡喜伏卧。“肺疳”又称“气疳”、“疳䘌”，证见肌肤干燥，毛发枯焦，面色㿠白，咳嗽气喘，鼻孔生疮。“肾疳”又称“骨疳”、“急疳”，证见齿龈出血，口中气臭，足冷如冰，腹痛泄泻，啼哭不已。在疳证整个发展过程中，前人又根据某些突出的兼证，称为“疳热”、“疳泻”、“疳痢”、“疳胀”和“疳痨”。比较特殊的名称，还有以腹大颈细而黄瘦为特征的“丁奚”；以烦渴呕哕吐虫为特征的“哺露”。实际上，均不出五疳范围。治疗脾疳宜先去其积，用消疳理脾汤，兼因积热腹泻的，用清热和中汤，肿胀的，用御苑匀气散。肝疳用芦荟肥儿丸，心疳用泻心导赤汤，肺疳用生地清肺饮，肾疳用金蟾丸。疳证善后均宜调养脾胃，注意饮食。

宽中汤 厚朴 陈皮 白术 茯苓 半夏 枳实 山楂 神曲 莱菔子 姜

中满分消丸 厚朴 枳实 黄连 黄芩 知母 半夏 陈皮 茯苓 泽泻 猪苓 砂仁 干姜 姜黄 人参 白术 甘草

加味枳术丸 枳实 白术 陈皮 半夏 茯苓 紫苏 桔梗 甘草 桂枝 五灵脂 槟榔

加味逍遥散　当归　白芍　柴胡　白术　茯苓　甘草　薄荷　丹皮　山栀　姜

鸡金散　鸡内金　沉香　砂仁　香橼

禹功散　黑丑　小茴香

当归活血汤　归尾　赤芍　生地　桃仁　红花　香附　川芎　丹皮　延胡　青皮　莪术　三棱

猪苓汤　阿胶　猪苓　滑石　茯苓　泽泻

大补阴丸　熟地　龟甲　黄柏　知母　猪脊髓

消疳理脾汤　芜荑　槟榔　使君子　黄连　胡黄连　三棱　莪术　青皮　陈皮　甘草　麦芽　神曲　芦荟

清热和中汤　黄连　厚朴　白术　泽泻　茯苓　甘草　使君子　神曲　麦芽　灯芯

御苑匀气散　桑皮　桔梗　赤苓　甘草　藿香　陈皮　木通　灯芯　姜皮

芦荟肥儿丸　芦荟　胡黄连　黄连　银柴胡　扁豆　山药　五谷虫　山楂　蟾蜍　肉果　槟榔　使君子　神曲　麦芽　鹤虱　芜荑　朱砂　麝香

泻心导赤汤　木通　生地　黄连　甘草　灯心

生地清肺饮　桑皮　生地　天冬　前胡　桔梗　苏叶　防风　黄芩　甘草　当归　连翘　赤苓

金蟾丸　干蟾蜍　胡黄连　黄连　鹤虱　肉果　雷丸　芦荟　芜荑　苦楝根皮

249. 腹　鸣

亦称“肠鸣”，多见于肠有寒湿的胀气及泄泻证，以木香、乌药为主药。

水饮病，水饮流入肠间，漉漉有声，称为“留饮”，用甘遂半夏汤。

甘遂半夏汤　甘遂　半夏　芍药　甘草

250. 腹内硬块

腹内按之有硬块，多为“癥瘕”一类。原因甚多，主要由于气血积滞结聚逐渐形成，故也称“积聚”，并有七癥、八瘕和五积、六聚之分。一般以血积而坚着不移的为症，属于脏病；气聚而移动不定的为瘕，属于腑病。但在临床上不能绝对划分，有先因气聚，日久成积的，也有积块坚固，治后能移动的。大概初起结块不坚，或痛或不痛，起居饮食如常，继则逐渐增大，痛处不移，时有寒热，体倦无力，饮食减少，最后则坚满作痛，肌肉瘦削，面色萎黄。所以程钟龄认为治疗积聚，当按初、中、末三期，他说：“邪气初客，积聚未坚，宜直消之而后和之。若积聚日久，邪盛正虚，法从中治，须以补泻相兼为用。若块消及半，便从末治，即住攻击之药，但和中养胃，导达经脉，俾荣卫流通而块自消矣。”又说：“虚人患积者，必先补其虚，理其脾，增其饮食，然后用药攻其积，斯为善治，此先补后攻之法也。”这是治疗积聚的大法，常用方有散积的五积散，行气的木香顺气散，攻瘀的血癥丸，调中的健脾资生丸等，外治用阿魏膏敷贴。

少腹近脐左右有块疼痛，按之大者如臂如黄瓜，小者如指，劲如弓弦，往往牵及胁下，名为“痃癖”。由肝气郁结，遇冷则痛剧，用木香顺气散加延胡、小茴香。

妇女小腹有块，为冲任受寒，血脉凝滞，名为“疝瘕”。用当归丸。又有“石瘕”证，为胞中伤损，瘀血结成，久则坚硬如石，堵塞子门，腹大如怀孕，月经不至，用石英散。“肠覃”证，为寒气客于大肠，结而为瘕，日久生成瘜肉，始如鸡卵，久如怀孕，按之坚，推之移动，月经仍下，或多或少，用大七气汤。

五积散 当归 川芎 白芍 苍术 厚朴 茯苓 枳壳 半夏 干姜 肉桂 白芷 麻黄 陈皮 桔梗 甘草 葱 姜

木香顺气散 木香 青皮 陈皮 枳壳 厚朴 乌药 香附 苍术 砂仁 肉桂 甘草

血症丸 五灵脂 大黄 桃仁 生地 牛膝 肉桂 延胡 当归 赤芍 三棱 莪术 乳香 没药 琥珀 川芎 甘草

健脾资生丸 白术 人参 茯苓 苡仁 山楂 橘红 黄连 豆蔻 桔梗 藿香 扁豆 莲肉 甘草 神曲

阿魏膏 阿魏 肉桂 羌活 独活 玄参 生地 赤芍 穿山甲 豭鼠矢 大黄 白芷 天麻 红花 土木鳖 黄丹 芒硝 乳香 没药 苏合香 麝香（成药）

当归丸 当归 赤芍 川芎 熟地 三棱 莪术 神曲 百草霜

石英散 紫石英 当归 马鞭草 红花 乌梅 莪术 苏木 没药 琥珀 甘草

大七气汤 三棱 莪术 青皮 陈皮 桔梗 藿香 益智仁 香附 肉桂 甘草

251. 鼠鼷部结块

腹股沟处生块，形长如蛤，坚硬疼痛，都由“梅毒”引起，在左边叫“鱼口”，右边叫“便毒”，也有生近小腹毛际旁的，左为“横痃”，右为“阴疽”。患此者多在一至两个月后破溃，溃后不易收口。解放后梅毒已基本消灭，本证也很少见。

体虚劳累，或有足疾而勉强行走，也能引起鼠蹊部结块疼痛，轻者休养即愈，重者宜和营消坚，用舒肝溃坚汤加减。

舒肝溃坚汤 当归 白芍 香附 僵蚕 柴胡 夏枯草 川芎 穿山甲 红花 姜黄 石决明 甘草 陈皮

252. 腹 皮 热

诊断指征之一，《内经》上说：“脐以上皮热，肠中热则出黄如糜。”热性病邪在胃肠，大多腹皮特热，扪之灼手。

253. 腹 皮 寒

诊断指征之一，《内经》上说：“脐以下皮寒，胃中寒则腹胀，肠中寒则肠鸣飧泄。”大多见于脾肾阳虚证候，不仅腹皮不温，并且不耐寒冷侵袭，妇科冲任虚寒证亦多出现。

254. 腹 露 青 筋

“臌胀”和小儿“疳积”证状之一，参阅本门“腹胀”条。

255. 脐 突

婴儿多哭，或断脐后束缚不紧，常见脐突，无红肿及其他病征者不必治。

肿胀发现脐突，为危证之一。《外台秘要》指出：“唇黑伤肝，缺盆平伤心，脐突伤脾，足下平满伤肾，背平伤肺。”《得效方》上亦说：“脐心突起，利后复腹急，久病羸乏，喘息不得安，名曰脾肾俱败，不治。”

256. 脐　肿

婴儿脐肿如栗，疼痛而软，用竹沥涂之，一日数次渐消。如果红肿疼痛，甚至糜烂流脓水，则为“脐疮”。多因断脐后浴水侵入脐中，或尿布浸润，或脐痂为衣物磨擦脱落过早所致。用防风煎汤洗涤，拭干后敷胡粉散，兼有寒热者内服犀角消毒饮。

胡粉散　黄连二钱半　胡粉　煅龙骨各一钱　研细末。

犀角消毒饮　牛蒡　甘草　犀角　荆芥　防风　银花

257. 脐　湿

婴儿脐带脱落后，脐中潮湿不干，微有红肿，用松花粉扑之，久不愈用渗脐散撒脐中。

渗脐散　枯矾　煅龙骨各二钱　麝香五厘　研细末。

258. 脐内出水

脐内出水，用龙骨醋泡，焙枯研细外敷。如果流出臭水，称为“脐漏疮”，多因房劳过度或气恼无常，宜内服补中益气汤，外用艾灸，灸后用生肌散，以膏药或纱布封固。

补中益气汤　黄芪　党参　当归　白术　甘草　柴胡　升麻　陈皮　姜　枣

生肌散　儿茶　乳香　没药　冰片　麝香　血竭

三七（成药）

259. 脐内出血

多因肾火外越，用六味地黄汤加骨碎补。

六味地黄汤 生地 山萸 山药 丹皮 茯苓 泽泻

260. 脐内出脓

李东垣说："肠痈为病，绕脐生疮，或脓从脐出，"系内痈化脓破溃，极为凶险。

261. 脐边青黑

为"脐风"险证之一，参阅内脏证状"昏迷"条。

262. 脐下跳动

脐下筑筑跳动，称为"脐下悸"。因素有水气停聚下焦，由于发汗过多，心阳受伤，水气乘机欲逆，治宜助阳行水，用茯苓桂枝甘草大枣汤。"奔豚"证亦为水气上冲，先见脐下跳动，王海藏说："脐下筑者，肾气动也，理中汤去术加桂。肾恶燥，故去术，恐作奔豚，故加桂，若悸者加茯苓一两。"

冲脉为血海，亦能使脐下动而气上逆，从小腹直冲胸咽，窒闷欲绝，《难经》所谓"冲脉为病，逆气里急"。用沉香磨服二三分治标，内服茯苓五味子汤。

茯苓桂枝甘草大枣汤 茯苓 桂枝 甘草 枣

茯苓五味子汤 茯苓 五味子 肉桂 甘草

十五、四肢证状

上肢为手六经所循行，下肢为足六经所循行，一般的四肢肌肉、关节疼痛和运动障碍，多属风、寒、湿邪侵袭经络所致。如沉困乏力，懒于举动，肌肉萎缩，浮肿作胀等，则因脾主四肢，与内脏有关。又《内经》指出："肺心有邪，其气流于两肘；肝受邪，其气流于两腋；脾受邪，其气流于两髀；肾受邪，其气流于两腘。"说明了内脏与四肢关节的关系。至于其他杂病如中风等，亦出现半身不遂、下肢瘫痪等四肢证状，均不能当作单纯的经络发病。

263. 四肢疼痛

上肢或下肢疼痛多属"痹病"一类。由于营卫先虚，腠理不密，风寒夹湿侵袭，经络凝滞，气血不能宣通。所以《内经》指出"风寒湿三气杂至合而为痹"，并分别风气胜者为"行痹"，寒气胜者为"痛痹"，湿气胜者为"着痹"。即痹病常由风、寒、湿三邪混合发病，但在程度上有轻重，诊断时须辨疼痛剧烈而固定的偏重于寒，痛而沉重麻木的偏重于湿，痛而有游走不定的偏重于风。由于风寒湿三邪结合，其性属阴，故在寒冷季节和阴湿气候易于加剧或复发，《内经》所谓"逢寒则急，逢热则纵”。治疗上除区别三邪的轻重用药外，因经络气血凝滞，必须兼顾和营活血而通阳气，不宜一派辛散通络。又痹病大多偏在一臂一腿，故《金匮》上说“但臂不遂者为痹”。在用药时对于上下肢应有区别，针灸同样如此。

偏在上肢手臂疼痛，常因感受寒凉引起，一般多偏重于外侧手三阳经部位。且肩胛处最易受凉，痛时多从肩部向肘下移，不能抬举，也不能向后弯曲。初起以疏散活络，用防风汤，经久不愈，宜以和血为主，用舒筋汤。凡治上肢痛的药物，桂枝长于祛风和血，秦艽祛风湿，羌活散风寒，姜黄理血中之气，威灵仙散寒行气，善走经络，所以常作为引经药。针灸取肩井、肩髃、曲池、外关、后溪、合谷和手三里等穴。

偏在下肢股胫疼痛的，因股胫为足六经循行部位，尤其与足三阴经关系较密。发病的原因，常由坐卧阴冷潮湿之地引起，因此，多偏重于寒湿。疼痛的部位和情况，以髋关节和膝部为重，或牵引腰部亦痛，并伴有畏冷喜温及沉重感觉。治法以三痹汤为主，寒重者结合千金乌头汤，湿重者结合薏苡仁汤。大概下肢痛多用肉桂、独活、川草乌、木瓜、续断、牛膝，也有上下肢通用的如海风藤、络石藤、丝瓜络及小活络丹等。验方用庵闾子一两浸白酒一斤，每次饮少许，能暂时镇痛。针灸取环跳、风市、足三里、梁丘、膝眼、悬钟、昆仑等穴。

“历节风”，亦有四肢疼痛，痛时历节走注，如同虎啮，故又称“白虎历节”，实即行痹一类。但关节处能出现红肿，或伴有寒热，脉象浮滑带数，或身发瘾瘟，手指挛曲，痛不能屈伸。多由饮酒当风，汗出浴水所致，用桂枝芍药知母汤、败毒散加减。

痛痹久不愈，又称“痛风”，李东垣认为多属血虚，主用当归、川芎佐以桃仁、红花、肉桂、威灵仙。朱丹溪认为先由血热，主用当归、川芎、生地、白芍、黄芩，在上加羌活、桂枝、威灵仙，在下加牛膝、防己、黄柏。张石顽则以湿热挟痰挟瘀入络痹痛，证重日久，须用乌附驱逐痰湿，壮气行经，便秘者可用大黄以除燥热结滞。凡痛痹经久，往往化热，暗耗气血，当审证处理。

四肢关节疼痛，逐渐肿胀变粗，运动障碍，肌肉萎缩。多发于山岳和丘陵地带，在儿童和青年患此者，能影响骨骼生长而成畸形，称为“大骨节病”，俗呼“柳枴子病”和“算盘子病”。初起照痹证治疗，祛风逐寒，活血止痛，配合针灸及拔火罐法。

防风汤 防风 羌活 桂枝 秦艽 葛根 当归 杏仁 黄芩 赤苓 甘草 姜

舒筋汤 姜黄 当归 赤芍 白术 海桐皮 羌活 甘草

三痹汤 人参 黄芪 当归 熟地 川芎 白芍 肉桂 细辛 独活 防风 秦艽 杜仲 续断 牛膝 茯苓 甘草 姜 枣

千金乌头汤 乌头 附子 肉桂 川椒 细辛 独活 防风 干姜 秦艽 当归 白芍 茯苓 甘草 枣

薏苡仁汤 苡仁 苍术 麻黄 桂枝 当归 白芍 甘草 姜

小活络丹 川乌 草乌 地龙 胆星 乳香 没药

桂枝芍药知母汤 桂枝 芍药 知母 麻黄 防风 白术 附子 甘草 姜

败毒散 羌活 独活 柴胡 川芎 桔梗 枳壳 前胡 茯苓 甘草

264. 四肢软弱

四肢软弱或仅下肢软弱不用，一般无疼痛、麻木等感觉，属“痿证”。常因肺热熏灼，津液被伤，和心脾亏损，肝肾阴虚，不能营养经脉，因而弛缓无力。严重的手不能握物，足不能任身，肘、腕、膝、踝等关节如觉脱失，肌肉瘦削，以致不治。但以下肢为多见，故亦称“痿躄”。辨证方面，属于肺热者，多生于热病中或热病之后，伴见心烦口渴，咳呛咽干，小便短赤热痛，脉象细数，用门冬清肺饮合益胃汤。属于心脾者，多由易怒善悲等情志因素引起，伴见心悸惊惕，失眠头晕，手足心热，饮食少进，脉象虚弱，用五痿汤。属于肝肾者，多因房劳过度或久患遗精引起，伴见头晕目眩，腰脊酸软。亦有因阴虚兼见内热或渐至阴阳两虚，用虎潜丸、鹿角胶丸。此外，湿热内蕴亦能成痿，证见身重胸闷，小便赤涩，两足觉热，得凉则舒，舌苔黄腻。但湿热亦能伤阴，出现舌尖红或舌苔中剥，用加味二妙散。《内经》上说“治痿独取阳明”，主要是指补益后天以生化津液精血、滋养经脉筋骨。总之，必须结合具体病情适当处理。

一般病后四肢软弱，行动无力，多为气血衰弱，不同于痿证，亦不作主证治疗。

门冬清肺饮 麦冬 人参 黄芪 当归 五味子 白芍 紫菀 甘草

益胃汤 沙参 麦冬 生地 玉竹 冰糖

五痿汤 人参 白术 茯苓 麦冬 当归 黄柏

知母　木香　甘草　苡仁　姜　枣

虎潜丸　龟甲　熟地　白芍　虎骨　锁阳　黄柏　知母　陈皮

鹿角胶丸　鹿角胶　鹿角霜　熟地　人参　当归　菟丝子　杜仲　虎骨　龟甲　白术　茯苓　牛膝

加味二妙丸　黄柏　苍术　当归　牛膝　龟甲　防己　萆薢

265. 四肢麻木

四肢麻木，不知痛痒，多属气虚风痰入络，障碍营卫流行。《内经》上说:“营气虚则不仁，卫气虚则不用，营卫俱虚则不仁且不用。”李东垣、朱丹溪都主气虚不行，湿痰内阻。治宜补气行气为主，兼化风痰湿浊而和经络，用神效黄芪汤、指迷茯苓丸。大概此证用药，以党参、黄芪补气，当归、白芍和血，枳壳开气，半夏化痰，羌活、防风散风，威灵仙、僵蚕通络。在手臂用桑枝，足腿用牛膝，均以生姜为引。

一处麻木，遇阴寒更剧，为痰瘀内阻，用白芥子研末，葱姜汁调敷。

神效黄芪汤　黄芪　人参　陈皮　白芍　甘草　蔓荆子

指迷茯苓丸　半夏　茯苓　枳壳　风化硝　姜汁

266. 四肢拘挛

四肢拘急挛曲，不能伸直，系筋脉为病，称为“筋挛”。多因失血过多，内热伤阴，大汗耗津，或因溃疡血随脓化等而引起，致使血液枯燥，筋失所养。用养血地黄丸去天雄、蛴螬、干漆，酌加首乌、白芍、羚羊角之类。《内经》曾说:"湿热不攘，大筋软短，小筋弛长，软短为拘，弛长为痿。"这里所说的湿热，主要亦是热伤血不养筋，当于养血方内加入苡仁、忍冬藤等，不宜专予清化。寒邪侵袭经络，因寒主收引，发为拘急，用千金薏苡仁汤温之。

拘挛多属于肝，以肝主筋，筋膜干则收缩。但心主血脉，亦有关系。心脏虚弱者往往先觉心慌气短，胸闷窒塞，既而两臂挛急，必俟心气渐畅，始渐舒展，故阿胶、当归、桂枝亦为常用药。

扭伤挛痛，宜活血舒筋，用活化散。

养血地黄丸　熟地　山萸　白术　狗脊　蔓荆子　地肤子　天雄　蛴螬　干漆　车前子　萆薢　山药　泽泻　牛膝

千金薏苡仁汤　白蔹　苡仁　白芍　肉桂　枣仁　干姜　牛膝　甘草　附子　酒。

活化散　苏木　红花　没药　自然铜　乳香　血竭　木鳖子　丁香

267. 四肢抽搐

四肢经脉拘急张纵不宁，古称"瘛疭"，俗呼"抽风"。常见于热病伤阴、妇女产后和小儿发热不退。多因阴血耗伤、风火妄动而起，为严重的证状之一。《原病式》上说:"热胜风搏，并于经络，风主动而不宁，风火相乘，是以瞀瘛生矣。"主张用祛风涤热之剂。此证属于心肝两经，一般多伴神识昏迷，故用紫雪丹、安宫牛黄丸急救为主，神识能清，抽搐亦定。

小儿吐泻后，出现四肢抽搐，多为脾阳脱陷虚证，伴见肢冷、脉细微者为真象，烦热、脉浮大者为假象，名为“慢惊”。如果抽搐显得无力，戴眼反折，汗出如珠者难治，急当固本，用固真汤。并灸大椎、脾俞、天枢，关元、足三里等穴。

紫雪丹 滑石 石膏 寒水石 磁石 羚羊角 木香 犀角 沉香 丁香 升麻 玄参 甘草 朴硝 硝石 朱砂 麝香（成药）

安宫牛黄丸 牛黄 郁金 犀角 黄连 朱砂 冰片 麝香 珍珠 山栀 雄黄 黄芩 金箔（成药）

固真汤 人参 白术 茯苓 炙草 附子 肉桂 山药 黄连

268. 四 肢 冷

手足冷，称做“清”，冷过腕、踝，称做“厥”，冷过肘、膝，称做“逆”，所以轻者称“厥冷”，重者称“厥逆”。一般四肢冷，多为寒证，称为“寒厥”或“阴厥”，伴见形寒、面青、踡卧、大便泄泻，脉象微迟，用四逆汤。同时在伤寒、腹泄以及一切虚弱证在严重阶段见到肢冷，均为阳气虚弱和垂绝现象，用附子理中汤、参附汤扶阳。

内热郁结，出现四肢冷，称为“热厥”或“阳厥”，伴见身热、面赤，烦热、便秘，小溲短赤，脉象滑数。也有肢冷转温，温后又冷，反复发作，叫做“热深厥深”。凡热深厥亦深，热微厥亦微，不可误作阴寒，应用四逆散、火郁汤治疗。

血虚患者，手足亦多冷，甚至睡后下肢不易温暖，必须全面分辨。

痛证如胃脘痛、腹痛等，当痛势剧烈时，往往手足发凉，痛缓自温，不须回阳。

四逆汤 附子 干姜 甘草

附子理中汤 附子 人参 白术 炮姜 甘草

参附汤 人参 附子

四逆散 白芍 柴胡 枳实 甘草

火郁汤 羌活 升麻 白芍 防风 葛根 银柴胡 甘草 葱白

269. 四肢消瘦

四肢局部肌肉消瘦，常见于“痿证”和“鹤膝风”等，参阅本门“四肢软弱”和“膝部肿大”各条。

凡重病久病，发现臂部、胫部大肉瘦削，古称“䐃肉脱”，为不治证候之一。

270. 四肢红丝走窜

手指或足趾生疮，毒流经脉，在前臂或小腿内侧，出现红丝一条，向上走窜，在上肢的，多停于肘部或腋部，在下肢的，多停于腘窝或胯间。轻者红丝较细，无全身证状；重者较粗，伴有寒热，以“疔疮”及“流火”等最为多见，治疗时，除按疔疮、流火等施治外，亦可用刀针沿红丝路径寸寸挑断，紧捏针孔皮肤周围，微使出血。

271. 半身不遂

上下肢偏左或偏右不能运动，称为“半身不遂”，亦称“偏枯”，为“中风”证状之一。多数由于猝然仆倒，昏不知人，同时偏半手足不用，清醒后成为后遗证。也有但觉手足麻木，逐渐形成的。中风原因有风、火、痰、气等，因而又分“火中”、“痰中”、“气中”，并据证候的轻重、深浅分为中络、中经、中腑、中脏。从半身不遂来说，它的原因有多种，但皆属于经络为病，故常伴见口眼㖞斜，语言謇涩。宜养血祛风，通经活络，用大秦艽汤和大、小活络丹，久不愈可用人参再造丸，日服一颗。针灸治疗，取曲池、阳陵泉为主，配合肩髃、天井、外关、环跳、风市及手、足三里等穴。

大秦艽汤 秦艽 羌活 独活 防风 白芷 当归 白芍 川芎 生地 细辛 白术 茯苓 黄芩 石膏 甘草

大活络丹 白花蛇 乌梢蛇 威灵仙 两头尖 草乌 天麻 全蝎 麻黄 首乌 龟甲 贯仲 炙草 羌活 肉桂 藿香 乌药 黄连 熟地 大黄 木香 沉香 细辛 赤芍 丁香 僵蚕 乳香 没药 南星 青皮 骨碎补 安息香 豆蔻 附子 黄芩 茯苓 香附 玄参 白术 人参 防风 葛根 虎骨 当归 地龙 犀角 麝香 松脂 血竭 牛黄 冰片（成药）

小活络丹 川乌 草乌 胆星 地龙 乳香 没药（成药）

人参再造丸 人参 当归 川芎 黄连 羌活 防风 玄参 藿香 白芷 茯苓 麻黄 天麻 萆薢 姜黄 炙草 肉桂 白蔻 草蔻 首乌 琥珀 黄芪 大黄 熟地 雄鼠粪 穿山甲 安息香 蕲蛇 全蝎 威灵仙 葛根 桑寄生 细辛 赤芍 青皮 白术 僵蚕 没药 乳香 朱砂 骨碎补 香附 天竺黄 白附子 龟甲 沉香 丁香 胆星 红花 犀角 厚朴 地龙 松香 木香 冰片 牛黄 血竭 虎骨（成药）

272. 肩肘脱臼

肩肘关节脱臼不能举动，多因举重不慎所致，在小儿常由攀登、跌仆及大人携拉不当发生。患处肿痛，不能抬举，初期失治，易成残废，急宜伤科治疗。

273. 膝部肿痛

一膝或两膝肿痛，皮色不变，亦无热感，逐渐腿胫消瘦，形如鹤膝，名为“鹤膝风”。多因足三阴经亏损，风湿乘袭，治宜活血养筋，兼理风湿，用大防风汤或十全大补汤加牛膝、羌活、独活。本病不易速愈，喻嘉言曾说：“鹤膝风即风寒湿之痹于膝者也。如膝骨日大，上下肌肉日枯，且未可先治其膝，宜治气血，使肌肉渐荣，再治其膝可也。此与治偏枯之证大同小异，急溉其未枯者，使气血流行而复荣。倘不知此，但用麻黄、防风等散风之药，鲜有不全枯者。故治鹤膝而急攻其痹，必并其足痿而不用矣。”

小儿患鹤膝风，为先天衰弱，阴寒凝聚于膝，用六味地黄丸补肾，加鹿茸补命火，以牛膝引至骨节而壮里，前人认为治本良法。

一膝引痛，上下不甚肿而微红者，为“膝游风”，用换骨丹治之；膝部两则肿痛，恶寒壮热，肿处手不可近者，为“膝眼毒”，用仙方活命饮加牛膝；如仅膝盖肿痛，亦发寒热，则为“膝痈”，按一般痈疡治疗。

大防风汤 黄芪 熟地 当归 白芍 杜仲 防风 附子 川芎 羌活 人参 牛膝 炙草 白术 姜 枣

十全大补汤 当归 熟地 白芍 川芎 人参 白术 茯苓 甘草 黄芪 肉桂

六味地黄汤 熟地 山萸 山药 丹皮 茯苓 泽泻

换骨丹 当归 虎骨 羌活 独活 防风 萆薢 牛膝 秦艽 蚕沙 杞子 松节 白茄根 苍术 龟甲 白酒

仙方活命饮 穿山甲 白芷 防风 赤芍 皂角刺 甘草 归尾 贝母 花粉 银花 陈皮 乳香 没药 黄酒

274. 股阴痛

股阴痛，很少单独发现，如果一侧出现，痛如锥刺，不能转动，外形一无变化，按之皮肤不热，重压有固定痛点，兼有寒热往来的，须防“咬骨疽”，用万灵丹内服。日久化脓内蚀，外形仍难观察，可用长针探刺。也有生在大股外侧的，不红不热，名“附骨疽”，有漫肿现象，比较容易诊断。

万灵丹 苍术 麻黄 羌活 荆芥 防风 细辛 川乌 草乌 川芎 当归 首乌 石斛 全蝎 甘草 雄黄（成药）

275. 足胫肿

两胫肿大，步履沉重，为“脚气”证。此证初起无显著不适，但觉两脚软弱顽痹，行动不便，足背微肿，以后两胫特别肿胀。逐渐发展，能上及少腹以至大腹均现胀满，但很少影响到周身。严重的出现气逆喘急，呕吐不食，烦渴，心胸动悸，甚至神志恍惚，语言错乱，面色晦暗，鼻扇唇紫，称为“脚气冲心”，死亡甚速。主要原因由于脾阳不振，水湿之邪袭入经络，壅遏气血，不得疏通，故也称“壅疾”。《脚气概论》上说：“此病虽自足发而病根在腹，故心下解豁者，纵令诸证重者多易愈，心下硬满则难治。故欲治此证者，不问足须问腹如何，虽肿消麻解，而腹里病不除必再发。”所以脚气大多肿不过膝，过膝便难治。脉象宜缓不宜急。治法当以疏通为主，用鸡鸣散加入苍术、防己之类，此方宜在五更时冷服（冬月可微温服），至天明时大便当下黑粪水，并宜稍迟进餐。民间单方用花生和赤豆煮烂连饮服食，可作辅助治疗。又作客他乡，不服水土引起的，返乡休养即渐复原。

鸡鸣散 槟榔 紫苏 木瓜 吴萸 桔梗 陈皮 生姜

276. 足胫枯燥

足胫枯燥，皮肤粗糙，伴见掣痛麻木，食减，便秘，小溲黄赤，烦躁不安，时作干呕，为“干脚气”的证候。干脚气与一般“脚气”不同之点，在于前者不肿，后者多肿。脚气，由于湿浊壅滞；干脚气，则由风热偏盛，损伤津血。故干脚气出现脉弦数、舌红绛者多难治，用加味四物汤。

加味四物汤 生地 白芍 川芎 当归 牛膝 木瓜 黄柏

277. 下肢瘫痪

两下肢重着无力，难于行动，或兼麻木、窜痛，但上肢一般正常，称为“截瘫”，属于“风痱”一类。风痱为“中风”里的一个证候，本属四肢不能自主地随意调节，而主要是下肢不能活动，故张景岳说：“风痱四肢不收，痿废麻木，行走及掌握不利，甚至不能步履。”用地黄饮子温养下焦水火。

附：西医诊断的“脊髓炎”和“脊髓痨”其主要证状亦在下肢，表现为瘫痪软弱，轻者行立不正，如踩棉花，重则根本不能活动，肌肉麻木不知痛痒，或有蚁行感，筋骨窜痛，寒冷不温。伴见大小便癃闭或小便淋沥，大便滑泄，不能自禁，阳痿、性欲冷淡，腰腹紧束，腰背酸痛，头晕耳鸣，舌质淡或尖红生刺，舌苔白腻，脉象弦紧或沉细无力等。皆属肝肾精血亏损，尤其肾阴肾阳俱虚，因而筋骨失其濡养，兼见气化不及、虚风上扰等一系列的虚象，也用地黄饮子加减。正因为本元不足，所以用通经活络和利尿涩肠之品，不起作用。

地黄饮子 熟地 山萸 石斛 麦冬 苁蓉 五味子 菖蒲 远志 茯苓 附子 肉桂 巴戟

278. 下肢红肿

下肢红色成片，微肿作痛，按之灼热。称为“流火”，属“丹毒”一类。轻者七日始退，重者伴见寒热头痛，胸闷呕恶，便秘溲赤。其原因不外是肾火内蕴，湿热下注，用萆薢化毒汤为主，酌加银花、黄柏、地丁草、大黄、荆芥、防风，外用金黄散以菊花露调涂，民间单方将海蜇皮漂净包扎，亦可用砭法刺放紫血。

萆薢化毒汤 萆薢 归尾 丹皮 牛膝 防己 木瓜 苡仁 秦艽

金黄散 南星 陈皮 苍术 黄柏 姜黄 甘草 白芷 天花粉 厚朴 大黄（成药）

279. 下肢青筋突起

足胫经脉突起色青，形如蚯蚓，多立行走则胀痛，常见于站立工作的劳动人民。系气血不和，络脉凝滞，治宜调畅营卫，行气和血，用当归、白芍、生地、黄芪、桂枝、血竭、红花、木瓜、牛膝之属，日久者酌加蕲蛇肉、威灵仙。

十六、手足证状

手足属于四肢，为人体的末梢，称为四末。但三阴三阳经都交会于手足指端，所以出现手足局部的证状，往往表现内脏气血的不和，如指麻、手颤、握拳、撒手、手足出汗和手足心热等证。

280. 手指麻

手指觉麻，为“中风”病的先兆。先由无名指麻起，其次为中指，再次传及其他三指，也有食指先麻的。开始只在指头第一节，逐渐向上放射至臂部。宜服豨莶膏或桑枝膏丸预防。

血虚证因气血不和，手指发麻，常与其他血虚证出现。

豨莶膏 鲜豨莶草捣汁，以生地、甘草煎汤同熬，加炼蜜收成膏。

桑枝膏丸 首乌 杞子 归身 黑芝麻 菊花炭 柏子仁 白蒺藜 桑枝膏为丸。

281. 手指胀

为“浮肿”证状之一，晨起手指觉胀，屈伸不利，活动后即渐轻减，不作主证治疗。亦有因“中风”等其它病证气血不和引起者，一般用片姜黄、豨莶草、丝瓜络之类和之。

282. 手指挛急

手指挛急不能伸直，腕部以上活动如常，俗呼“鸡爪风”。血不养筋，复受风寒收引，用加味姜黄散。

手臂或连下肢俱挛急者为拘挛证，参阅四肢证状“四肢拘挛”条。

加味姜黄散 姜黄 羌活 白术 当归 白芍 甘草

283. 手丫生疮

手丫生小粒如芥子，瘙痒难忍，逢热更剧，搔破后出血或流黄水，结成干痂，久之化脓，痒痛并作，名为“疥疮”。有“干疥”、“湿疥”和“脓疥”等分别，总由风湿蕴毒化生。初起发于手丫，渐渐遍染全身，但头面很少有。以外治为主，先用花椒三钱、枯矾五钱、地肤子一两煎汤泡洗，搽擦一扫光，每日早晚各一次。内服药可用消风散清血散风解毒。

一扫光 苦参 黄柏 烟胶 枯矾 明矾 木鳖 大枫子 蛇床子 红椒 樟脑 硫黄 水银 轻粉 白砒 熟猪油（成药）

消风散 荆芥 防风 当归 生地 苦参 苍术 蝉衣 牛蒡 胡麻 知母 石膏 甘草 木通

284. 手颤

两手颤动，常与头摇并见，皆由筋脉不能约束，属于风象。《证治准绳》所谓：“头乃诸阳之会，木气上冲，故头独动而手足不动，散于四末，则手足动而头不动也。”并认为:“此病壮年少见，中年以后始有之，老年尤多。”主要是阴血不足，不能制止风火，故在任何证候上出现，均为难治。一般养血除风气，用定振丸加减。

常饮冷酒的人，多患手颤，亦难治愈。

定振丸 生地 熟地 当归 白芍 川芎 黄芪 防风 细辛 天麻 秦艽 全蝎 荆芥 白术 威灵仙

285. 撒 手

两手撒开，连臂不能动弹，为“中风”病脱证之一，参阅内脏证状“昏迷”条。

286. 握 拳

两手握固成拳，为“中风”闭证之一，参阅内脏证状“昏迷”条。

287. 撮 空

两手向空捉物，为神昏证状之一，多见于温热病邪入心包，伴有谵语妄言。《医学纲目》上说:“伤寒热病之极，手循衣、撮空、摸床者凶。”大概撮空、引线、循衣、摸床等证状，同属一类，亦多同时出现，主要是神识不朗，目视昏糊所致，进一步即为昏迷和痉厥。

288. 引 线

两手相引，如拈丝线，为神昏证状之一。

289. 循 衣

手抚衣被，如有所见，为神昏证状之一。以肝热为多，《医学纲目》所谓:“病人手寻衣领及乱捻物者，肝热也。”

290. 摸 床

手常摸床，似欲取物，为神昏证状之一。伤寒“阳明腑证”也可以出现撮空、引线、循衣、摸床等神昏证状。

291. 指甲淡白

指甲淡白不荣，常与口唇、舌质淡白同见，为严重血虚症状。

292. 指甲发绀

指甲青紫，常见于严重的热证或虚寒证，均由气血凝滞所致。

293. 指甲枯厚

指甲枯厚堆迭，俗呼“灰指甲”，因血虚不能荣养形成，较难治愈。

“鹅掌风”经久不愈，亦能使指甲枯厚，民间单方以猪胆套指上。参阅本门“手掌脱皮”条。

294. 指头肿痛

指头焮热肿痛，后在指甲边结脓破溃，严重的指甲俱脱，名为“代指”，亦称“天蛇头疮”。用蒲公英、苍耳草等份为末，好醋浓煎浸洗；又：蒲公英捣细，水和去滓，服之。并将药滓敷患处。

指头红肿疼痛，并带麻木作痒，很快肿势扩大，疼痛连心，且有搏动感觉，兼发寒热者，多为“疔毒”。根据所生部位不同，有不同的名称，如生在指头顶端的称“蛇头疔”，生在指甲旁的称“蛇眼疔”，在指甲后的称“蛇背疔”，在指腹部的称“蛇腹疔”，生在指甲内的称“沿爪疔”，也有生在手指骨节间的称“蛀节疔”，总称为“指疔”。因火毒内蕴或被外物刺伤形成，治宜清热解毒，初用五味消毒饮加半枝莲、草河车等，重者可加蟾酥丸。化脓时期用五味消毒饮合黄连解毒汤，亦可加石膏、连翘、竹叶，便秘者加大黄、玄明粉。等到溃破出脓，肿消热退，可停止内服药。外治方面，初贴千捶膏，溃脓期用二宝丹掺疮口，仍用千捶膏盖贴，至脓尽新生，换生肌散，贴太乙膏。以上是指疔的一般治法，必须注意本证发展迅速，痛苦亦剧，治不得当，还能肿势扩散，出现神识昏迷，发痉发厥等严重的“走黄”现象。同时，化脓日期并不一致，生在指尖顶端、螺纹和骨节处者容易伤筋损骨。如指骨破坏，必须取出朽骨，才能收口，应由外科处理。

五味消毒饮　银花　野菊花　紫花地丁　天葵子　蒲公英

蟾酥丸　蟾酥　轻粉　枯矾　寒水石　乳香　没药　铜绿　胆矾　麝香　雄黄　蜗牛　朱砂（成药）

黄连解毒汤　黄连　黄柏　栀子　黄芩

千捶膏　松香　蓖麻子　铜绿　杏仁　儿茶　乳香　没药　血竭　轻粉　珍珠　麻油（成药）

二宝丹　煅石膏八两　升丹二两　研细末。

生肌散　寒水石　滑石　龙骨　乌贼骨各一两　定粉　密陀僧　白矾灰　干胭脂各五钱　研细末。

太乙膏　玄参　白芷　归身　肉桂　赤芍　大黄

生地　土木鳖　阿魏　轻粉　柳枝　槐枝　血余　东丹　乳香　没药　麻油（成药）

295. 指头螺瘪

简称“瘪螺”，常见于“霍乱”水分暴脱，俗称“瘪螺痧”，为严重证状之一。参阅内脏证状“上吐下泻”条。

296. 手掌脱皮

掌心燥痒，继起白皮，皮肤枯槁燥裂，能自掌心延及遍手，但不犯手背，名为“鹅掌风”。由于血燥生风，能使指甲枯厚。内服祛风地黄丸，外搽红油或润肌膏。本证天热减轻，天冷加重，极为顽固。在热天时可用癣药水浸之。

体弱者或一般人在秋季手上皮起剥脱，系血虚和秋燥之气所致，不作治疗。

祛风地黄丸　生地　熟地　白蒺藜　川牛膝　知母　黄柏　杞子　菟丝子　独活

红油　红砒一钱　麻油一两　煎至砒枯烟绝为度，去砒留油。

润肌膏　当归五钱　紫草一两　用麻油四两熬至药枯，滤清将油再熬，加入黄蜡五钱化尽。

癣药水　百部　蛇床子　硫黄各八两　白砒二钱　斑蝥二两　樟脑　轻粉各一两二钱　土槿皮十两　用米醋二十斤浸。

297. 足背肿

为脾虚水湿下注，亦为“浮肿”病的初期。往往在活动后增加，休息后轻减。久居潮湿地方，引起足背浮肿，行走觉重，也能发展为“脚气”肿胀。轻者用生熟苡仁各三钱泡代茶饮，不退，用桂苓草枣汤。

桂苓草枣汤 桂枝 茯苓 甘草 枣

298. 足 跟 痛

足跟疼痛，不肿不红，不能多立、多走，属肝肾阴血不足。虽系小病，治宜峻补，用鹿角胶丸和立安丸。

鹿角胶丸 鹿角胶 鹿角霜 熟地 人参 牛膝 茯苓 菟丝子 白术 杜仲 龟板 当归 虎骨

立安丸 牛膝 杜仲 故纸 黄柏 小茴香

299. 足 趾 紫 黑

足趾周围皮肤由紫变黑，逐步蔓延，渐至腐烂，流出败水。溃处肉色不鲜，气味剧臭，疼痛异常，夜间更甚。腐烂延开，可使五指相传，渐见罹病关节坏死，自行脱落，疮面久久不敛。多因寒湿内蕴和阴火燔灼，病名“脱疽”，为一种险恶外证。《内经》上很早就提出：“发于足者名曰脱痈，其状赤黑，死不治。不赤黑不死，不衰急斩之，否则死矣。”《外科正宗》上也详辨了吉凶顺逆，认为初起形如麻子，焮热作痛，一指皆肿，根脚收束，已成后头便作腐，肉不紫黑，疼痛有时，脓出肿消，气不腥秽者皆吉。如若初起肉便紫色，不肿刺痛，黑气延散，已成后疮形枯瘪，肉黑皮焦，痛如刀割，毒传好指，溃后血水臭污，肉枯筋烂，疼苦应心者皆逆。所以治疗本病须内外并重，内服方如阳和汤、四妙勇安汤、阴阳两气丹等随证使用。外治用红灵丹敷贴，腐烂后改用玉红膏，兼用红灵酒擦患处周围皮肤，助其活血止痛。倘然效果不显，应乘其尚未延散，施行手术。

阳和汤 熟地 白芥子 炮姜 甘草 肉桂 鹿角胶 麻黄

四妙勇安汤 玄参 当归 银花 甘草

阴阳两气丹 天冬 麦冬 玄参 五味子 人中白 黄柏 甘草 泽泻 枯矾 青黛 冰片

红灵丹 雄黄 乳香 月石 礞石 没药 冰片 火硝 朱砂 麝香（成药）

玉红膏 当归 白芷 白蜡 轻粉 甘草 紫草 血竭 麻油（成药）

红灵酒 当归 肉桂各二两 红花 花椒 干姜各一两 樟脑 细辛各五钱 酒精二斤浸七天。

300. 足丫湿气

湿热下注，水液浸渍，引起脚丫潮湿，作痒难忍，往往搓至皮烂疼痛，流出水血，其痒方止，但至次日又痒，经年不愈，俗呼“湿气”。严重的腐烂疼痛，足趾浮肿，流脓淌水，臭味难闻，行走不便，称为“臭田螺”，又叫“烂脚丫”。每晚洗足时用明矾少许泡入水内，洗后拭干，轻者涂黄连膏，破烂甚者搽三石散。

黄连膏 黄连 当归 黄柏 生地 姜黄 黄蜡 麻油（成药）

三石散 炉甘石 熟石膏 赤石脂各三两 研末。

301. 足生鸡眼

因穿窄鞋远行，或走崎岖道路，伤及血脉，足生老茧，根陷肉里，顶起硬凸，疼痛，妨碍步履，病名

“肉刺”，俗呼“鸡眼”。外治法用千金散腐蚀，但不如手术除去为简捷。

擦伤在足跟旁的，形如枣栗，肿起色亮，可以化脓，称为“土栗”，按一般外疡治疗。

千金散 乳香 没药 轻粉 朱砂 赤石脂 五倍子 雄黄 蛇含石各五钱 白砒二钱 研细末。

302. 爪甲入肉

足趾甲嵌入肉内，甲旁肿胀，行走疼痛，能引起破烂，胬肉高突，甚则脓液侵入甲下，须待爪甲脱落，才能痊愈。病名“甲疽”，俗呼“嵌爪”。先用平胬丹腐蚀平胬，再用生肌散收口。

平胬丹 乌梅 月石各钱半 轻粉五分 冰片三分 研细末。

生肌散 寒水石 滑石 龙骨 乌贼骨各一两 定粉 密陀僧 白矾灰 干胭脂各五钱 研细末。

303. 皮肤燥裂

手掌和足底皮肤枯燥裂开疼痛，名为“皲裂疮”。多见于撑船、推车、打鱼、染色工人，因磨擦、压力、破伤和浸渍所形成。用地骨皮、明矾煎汤洗之至软，再用腊羊油炼热搽涂，如无羊油亦可用猪油代替。

304. 手足冷

有血虚和阳虚的区别，亦为厥逆的先期，参阅四肢证状“四肢冷”条。

平素手足不温，冬季尤冷，甚至睡后不易转暖，虽属体质关系，在一般病证上不能作为诊断的依据。

305. 手足心热

两手两足心发热，常思手握冷物和睡时手足伸在被外，也有单独两手心或两足心热的，皆为阴血不足、内热烦扰现象，如再伴胸中烦热，称为“五心烦热”。宜于养阴养血方内加地骨皮、白薇等。

肾虚湿热下注，足心热，足胫亦热，小便黄赤，用知柏八味丸加秦艽。

手足心发热的同时，往往手足心潮润多汗。参阅本门“手足出汗”条。

知柏八味丸　生地　山萸　山药　丹皮　茯苓　泽泻　黄柏　知母

306. 手足出汗

手足汗出而手足心热者属血虚，手足不温者属气虚，均不作主证治疗。于主方内酌加枣仁、浮小麦、麻黄根、煅牡蛎、碧梅干之类。

经常多脚汗者，用白矾、葛根各五钱研末，水煎十数沸，每日浸洗。

十七、前阴证状

由于男女生理上的特点，前阴证状各不相同。本门包括阳痿、阴缩、阴冷、阴痒、疝气、子宫脱垂及阴部腐蚀等。在病因方面，多为阳虚、气陷和肝火、湿热。一般以肾为男子的先天，肝为女子的先天，又因肝经和任、督二脉均循阴器。所以，前阴证状与肝、肾、任、督关系较为密切。

307. 阳　痿

男子未到性欲衰退时期，阴茎不举，或举而不坚不久，称为“阳痿”。多因少年斲伤，命门火衰，精气虚寒，张景岳所谓“火衰者十居七八”，但与多用脑力，思虑过度，心脾受损，亦有密切关系。大概肾气不足者，兼见腰足酸软、畏寒等阳虚证状，心脾亏损者，多伴神疲、心悸、失眠等血虚证状。通治方多补精血，并结合血肉温润之品，如斑龙丸、二至百补丸、赞化血余丹、大补元煎、强阳壮精丹等，皆可选用。本病多偏阳虚，故一般治疗侧重温热之品，但必须对证，且必须在补水之中加入补火，否则暂时生效，真阴暗伤，后果不良。同时，本证患者大多恐惧不释，精神苦闷，对于疗效亦受影响，应加劝慰。

斑龙丸　鹿角胶　鹿角霜　菟丝子　柏子仁　熟地

二至百补丸 鹿角胶 黄精 杞子 熟地 菟丝子 金樱子 天冬 麦冬 牛膝 楮实 龙眼肉 鹿角霜 人参 黄芪 茯苓 生地 山萸 五味子 芡实 山药 知母

赞化血余丹 血余炭 熟地 杞子 当归 鹿角胶 菟丝子 杜仲 巴戟 小茴香 茯苓 苁蓉 核桃 首乌 人参

大补元煎 人参 山药 熟地 杜仲 当归 山萸 枸杞 炙草

强阳壮精丹 熟地 黄芪 当归 白芍 巴戟 麦冬 枸杞 柏子仁 覆盆子 虎胫骨 鹿茸 附子 肉桂 蜜丸

308. 阴茎易举

平时阳事易举，多因相火偏旺，用龙胆泻肝汤。阴虚患者在病中亦易举阳，则属阴虚不能制阳，虚火妄动，不宜苦寒直折，用大补阴丸。

龙胆泻肝汤 龙胆草 山栀 黄芩 生地 当归 车前 木通 柴胡 甘草 泽泻

大补阴丸 熟地 龟板 黄柏 知母 猪脊髓

309. 阴长不收

《医学纲目》称为“阴纵”，系肝经蕴热，用小柴胡汤加黄连、黄柏，外用丝瓜汁调五倍子末涂之。

小柴胡汤 柴胡 黄芩 半夏 人参 甘草 姜 枣

310. 阴　冷

包括阴茎或阴囊冷而不温，多因命门火衰或寒气凝滞于肾，用十补丸。

妇人阴中冷，伴见腹内觉冷，因下元虚寒，往往影响生育。亦用温养法，并可用蛇床子、吴萸为末，加麝香蜜丸，绵裹纳阴中。

十补丸　附子　胡卢巴　木香　巴戟　肉桂　川楝子　延胡　荜澄茄　小茴香　破故纸

311. 阴　肿

阴囊肿或连阴茎包皮通明，不痛不痒，多因坐地受湿，以小儿患者为多，用蝉衣五钱煎汤洗涤，一日三次，内服三疝汤。

妇人阴户忽然肿而作痛，由劳伤血分所致，内服秦艽汤，外用艾叶、防风、大戟煎汤熏洗。

“水肿”病严重的，全身浮肿，阴部亦肿，从主证治疗。

三疝汤　车前子　小茴香　砂仁　葱白

秦艽汤　秦艽　当归　石菖蒲　葱白

312. 阴　缩

阴茎或阴囊收缩，在寒证和热证均能出现，临床上常见的都为阴阳虚极危证之一。

妇女亦有阴缩，即阴户引入小腹，亦属危证。

313. 睾丸胀痛

睾丸胀痛偏坠，或连少腹作痛，为“疝气”证候之一。疝气种类甚多，张子和曾综合为“寒疝”、“水疝”、“狐疝”、“筋疝”、“血疝”、“㿗疝”和“气疝”七种，总称七疝，均属阴囊和睾丸或肿或痛之病。其特征为寒疝坚硬如石，痛控睾丸；㿗疝囊肿如斗，不痒不痛；水疝囊肿皮泽，阴汗时出；狐疝睾丸痛胀，行立下坠，卧则收入；血疝和筋疝则系外科疾患。在临床上以气疝为多见，亦即一般所说的疝气，俗呼“小肠气”。因肝气失于疏泄，或久立远行气滞于下，治宜疏肝理气为主，用济生橘核丸、荔香散，久不愈用三层茴香丸。但有劳累即发，由于气虚不能提挈，应加黄芪、当归、升麻，不宜一派行气散滞。

小儿多哭，亦能引起睾丸偏坠疼痛，俗称“偏疝”，治法相同。

济生橘核丸 橘核 金铃子 厚朴 肉桂 延胡 枳实 木香 木通 桃仁 海藻 昆布 海带

荔香散 荔枝核 小茴香

三层茴香丸 大茴香 金铃子 沙参 木香各一两 研末米糊为丸，每服三钱，一日三次，此为第一层；服完后前方加入荜茇一两，槟榔五钱，制法、服法如前，此为第二层；再不愈加入茯苓四两，附子一两，即为第三层。均在空腹时用温酒或淡盐汤送下。

314. 阴囊作痒

有干、湿两种。湿者，潮湿作痒，或生疮皮脱，也能传至足部生疮癣，由于风湿毒气因虚下注，内服活血驱风散，外用椒粉散扑之。干者，搔时有皮屑，抓破出脂水，热痛如火燎，由于血虚生燥，兼夹肝经湿热，名“肾囊风”，俗称“绣球风”，外用蛇床子汤熏洗，涂敷狼毒膏。

活血驱风散 白蒺藜 当归 川芎 白芷 细辛 桃仁 半夏 白芍 五灵脂 生草 苍术 杜仲 肉桂 苡仁 天麻 橘红 槟榔 厚朴 枳壳

椒粉散 麻黄根 贯众 蛇床子 川椒 当归 猪苓 斑蝥 轻粉 红花

蛇床子汤 威灵仙 蛇床子 当归尾 砂仁壳 大黄 苦参 葱白

狼毒膏 狼毒 川椒 硫黄 槟榔 文蛤 蛇床子 大风子 枯矾各三钱 研末，用香油一盅，煎滚，加猪胆汁一枚和匀。

315. 前阴腐蚀

男女前阴初起小泡，逐渐增大，破后开始腐烂，血水淋漓，四围凸起，中间腐蚀成窝，流出脓水。都因“梅毒”引起，称为“疳疮”。在男子分为：生在龟头下者名“下疳”，在阴茎上者名“蛀疳”，又外皮包裹者为“袖口疳”，久而遍溃者为“蜡烛疳”。在妇女多生阴户两侧，亦称“妒精疮”和“耻疮”。

“杨梅疮”亦起阴部，形如赤豆，嵌入肉内的叫“杨梅豆”形如风疹作痒的叫“杨梅疹”，先起红晕，后发斑点的叫“杨梅斑”。严重的筋骨疼痛，小便淋涩，手足多疮。解放后，梅毒已基本消灭，这类证候在临床上已难见到。

316. 阴毛生虱

男女阴毛生八脚虱，瘙痒难忍，抓破后色红，均由互相传染而来，名为“阴虱疮”。虱头攒入皮内，应用针挑破去虱，随搽银杏无忧散。

银杏无忧散 水银 轻粉 杏仁 芦荟 雄黄 狼毒各一钱 麝香一分 研末。

317. 妇人阴痒

妇人阴中作痒，多为肝脾气虚，湿热下注，伴见胸膈烦闷，小便短赤，用加味逍遥散加木通、黄柏。痒痛难忍，不时出水，坐卧不安者，外用蛇床子方或溻痒汤熏洗。

阴户外生疙瘩作痒，系有小虫，名为"阴蚀"，亦称"阴䘌"，内服芦荟丸，外用溻痒汤熏洗。

加味逍遥散 当归 白芍 柴胡 白术 茯苓 甘草 薄荷 山栀 丹皮 姜

蛇床子方 蛇床子 花椒 白矾

溻痒汤 鹤虱 苦参 威灵仙 归尾 蛇床子 狼牙

芦荟丸 芦荟 青皮 黄连 胡黄连 雷丸 芜荑 鹤虱 木香 麝香

318. 阴中失气

妇女阴中失气，与转矢气相似，称为"阴吹"。因大肠津液枯少，谷气结而不行，用猪膏发煎。但也有大便不实者，可用《医宗金鉴》诃黎勒散。

猪膏发煎 猪油 头发

诃黎勒散 诃子 陈皮 厚朴

319. 子宫脱垂

子宫下垂或脱出阴外，常觉小腹下坠，称为"阴癞”。因产后失于休养，或月经期内劳作过度，虽有程度上的不同，皆为气血虚弱不能固摄，用补中益气汤加重升麻治之。

补中益气汤　黄芪　党参　白术　甘草　当归　柴胡　升麻　陈皮　姜　枣

十八、后阴证状

后阴即肛门，本门证状都属痒痛、下坠、破裂、腐蚀和疮毒等局部疾患。但在原因方面，有中气下陷，湿热下注，与内脏有密切关系。为此，有些病证须用外治，在外治的同时仍然需要内服药，必须很好配合。

320. 肛门痒

肛门作痒，常见于小儿“蛲虫病”，痒时多在夜间，有细虫爬出。用使君子八钱，生大黄一钱，研末，每岁服一分，最多不超过一钱二分，连服六天，并每晚用百部一至二两，煎汤作保留灌肠。

321. 肛门下坠

肛门突出，称为“脱肛”，多见于老人中气不足，往往因大便困难，便后下坠，用参芦一钱煎服。久泻久痢，气虚下陷，亦能出现。前人曾谓“热则肛闭，虚则肛脱”，故此证一般治法，均取人参、白术、升麻、葛根等升补，或用当归、白芍、五倍子、赤石脂等养血收涩，忌行气破气。

痔疮患者，大便后肛门脱下出血，用五倍子五钱煎汤，入火硝、荆芥各一钱，乘热熏洗，另以五倍子粉掺之。

322. 肛门裂痛

简称“肛裂”，大便时疼痛流血，或便后持续疼痛。此证易与“内痔”混淆。但内痔一般大便不痛，出血最多，不难鉴别。宜内服润肠汤，外用生肌散。

肛裂初起，裂口色红，经久不愈，则变灰白色，四边如缸口，并在裂口附近赘生小粒如绿豆，或大如指头，便成外痔。参阅本门“肛门生痔”条。

润肠汤 当归 生地 甘草 麻仁 桃仁

生肌散 寒水石 滑石 龙骨 乌贼骨各一两 定粉 密陀僧 白矾灰 干胭脂各五钱 研细末。

323. 肛门腐蚀

《金匮要略》上在“狐惑”病里指出:“蚀于喉为惑，蚀于阴为狐。”其兼证为状如伤寒，默默欲眠，目不得闭，起卧不安，不欲饮食，恶闻食臭，面目乍赤乍黑乍白，内服甘草泻心汤，外用苦参煎汤洗涤和雄黄烧熏肛门的局部疗法。

附：西医诊断的“白血病”中，有肛门腐烂，同时咽喉亦白腐，兼见寒热、脉象细数。阴虚火炎，湿热下注的现象较为明显，内服方可考虑养阴清肺汤和断下渗湿汤，外用锡类散吹喉，三黄二香散敷肛门。

甘草泻心汤 甘草 黄芩 干姜 黄连 半夏 枣

养阴清肺汤 生地 玄参 麦冬 川贝 丹皮 白芍 甘草 薄荷

断下渗湿汤 黄柏 苍术 樗根皮 地榆 山楂 银花 赤苓 猪苓

锡类散 象牙屑 珍珠 青黛 冰片 壁钱 牛黄 人指甲（成药）

三黄二香散 黄连 黄柏 大黄各一两 乳香 没药各五钱 研末，用香油调敷。

324. 肛门生痔

肛门内外有小肉突出如峙，统称“痔疮”。多因过食肥腻辛辣，久坐久立，负重远行，及经常便秘，体质衰弱，风燥湿热之邪乘虚结积而成。生于肛内者为“内痔”，初期很小，质柔软，痔面鲜红或带青紫色，常因大便擦破出血，并不疼痛。以后逐渐增大，大便时可脱出肛外，在便后自行恢复。后期则不仅大便脱出，咳嗽和行立较久亦会脱出，不易复位。此时其质稍硬，表面微带白色，形状长、圆、大、小不一。肛门因痔疮嵌住不能回缩，往往发生肿痛溃烂，继发“肛瘘”。生在肛门外的称“外痔”，按之质较硬，呈光滑状，一般无疼痛，又不出血。也有肛门内外俱生的，称为“内外痔”，往往内痔和外痔相连，多发于肛门左中、右前、右后部位，尤以右前方为多见。治疗痔疮有许多有效方法，如内治法、针刺法、灸法、熨法、熏洗法、外敷法、结扎法、枯痔法等。其中枯痔法和结扎法为根治疗法，但须手术熟练，应请专家施行。一般内治法，适用于痔疮初起及老年体弱患者：疼痛，不论风湿燥热，用止痛如神汤；出血，不论便前便后，凡属风热实证，用凉血地黄汤，因饮酒有湿毒者，用苦参地黄丸；脱出，用补中益气汤。

止痛如神汤 秦艽 桃仁 皂角子 苍术 防风 黄柏 当归尾 泽泻 槟榔 大黄

凉血地黄汤 生地 当归尾 赤芍 黄连 枳壳 黄芩 槐角 地榆 荆芥 升麻 天花粉 甘草

苦参地黄丸 苦参 生地

补中益气汤 黄芪 人参 白术 甘草 归身 陈皮 升麻 柴胡

325. 肛门疮毒

肛门生痈，多在肛门一侧或周围高起红肿疼痛，形如桃李，寒热交作，大便秘结，小便短赤，严重的肛门坠重紧闭，下气不通，刺痛难忍，脉象滑数，约三至五天成脓破溃。其中绕肛成脓者最重，称为“脏毒”，或左或右成脓者轻，名“偷粪鼠”，若在两边出脓者，比较复杂，名“肛门痈”。这些外证多因醇酒厚味，湿热下注而成，治法宜清热利湿，凉血去瘀。用三妙丸合凉血地黄汤去升麻、荆芥，便秘加大黄、玄明粉，小溲短赤加赤苓、车前，势将成脓加山甲、皂角刺，体弱者用滋阴除湿汤，外敷金黄散。溃后可停内服药，按一般溃疡处理。

三妙丸 苍术 黄柏 知母

凉血地黄汤 生地 当归尾 赤芍 黄连 枳壳 黄芩 槐角 地榆 荆芥 升麻 天花粉 甘草

滋阴除湿汤 熟地 当归 白芍 川芎 柴胡 黄芩 陈皮 知母 贝母 泽泻 地骨皮 甘草 姜

金黄散 南星 陈皮 苍术 黄柏 姜黄 甘草 白芷 天花粉 厚朴 大黄（成药）

326. 肛门流脓

痔疮和肛门生痈破溃后，脓水淋漓不止，或收口后反复漏脓，疼痛搔痒，称为“肛漏”。除流出脓水外，有时看到粪从孔出，血从窍流，往往消耗气血，使患者形体消瘦，转为劳损。本证流脓不止的原因，由于疮内生管，故欲根治，应由外科施行切开和挂线等方法。但对于虚弱者，当先与内服药调养，用以改善证状，增强体力，为施行手术作好准备。

十九、内 脏 证 状

所有证状都与内脏有关，即使局部病证，也多通过内脏治疗，这是中医从整体出发的治病方法的精神。本门叙述的内脏证状，均系与内脏直接有关的证状，例如肺气上逆引起的咳嗽，心神不安引起的心悸怔忡，及胃肠和膀胱等引起的大小便异常等。由于一种证状的出现，并不限于一个脏，而一个脏的病变，并不限于一种病因，所以观察内脏证状，必须注意内脏的体用、性质及与各方面的联系，也必须注意证状和病因的关系。同时，内脏分为五脏六腑，脏腑均有相合。虽然脏病可以传腑，腑病也能传脏，在重病久病，多数重视五脏。所以中医基本理论以脏腑为核心，而五脏尤为核心的核心，有很多认为难治、不治之证，都是根据五脏本身的衰弱和受邪的深浅作为判断。

327. 咳　嗽

咳嗽一证，主要发生在肺。肺为娇脏，职司清肃，气逆则咳。但因咳嗽多挟痰浊，痰由湿化，而湿由脾胃运化不及所致。《内经》上说:“聚于胃，关于肺。”后人也有“脾为生痰之源，肺为贮痰之器”的说法。引起本病的原因有二：一为外感，因肺主皮毛，最易感受外邪，以从其合；二为内伤，多属脏气相互影响，如脾虚不能升清益肺，肝火上灼于肺，肺肾功能不相协调等。

外感咳嗽以风寒和风热为常见，“风寒咳嗽”，痰多稀薄；“风热咳嗽”，痰黏不爽，或干咳无痰。二者均有喉痒、鼻塞，较重的有寒热、头痛等证。治宜宣化上焦，前者用杏苏散、止嗽散，后者用银翘散。也能以三拗汤为主方，酌加牛蒡、蝉衣、象贝、清半夏、陈皮、胖大海等。感受秋燥时邪，多干咳，鼻燥，口干，咽痛，舌质微红，用清燥救肺汤加减。凡治外感咳嗽，初起不宜降气镇咳，以免邪郁滋变。又因治上焦如羽，非轻不举，用药以轻灵为贵。

内伤咳嗽中常见者，有“湿痰咳嗽”，痰多易出，胸闷，食少，呕恶，舌苔白腻，用二陈汤。有“肝火咳嗽”，咯吐黄痰，胸胁满闷掣痛，口苦咽干，用清气化痰丸加青黛。又有“肾虚咳嗽”，由于阴亏虚火上炎的，痰中带血，内热咽干，脉象细数，用百合固金汤；由于阳虚水泛为痰的，痰带咸味，形寒气短，脉沉细弱，用金匮肾气丸。凡外感咳嗽重在祛邪，但也有体虚邪实，应当兼顾。内伤咳嗽同样有虚有实，不可一派滋补。同时，前人曾分“肺咳”、“心咳”、“脾咳”、“肝咳”、“肾咳”和“胃咳”、“膀胱咳”等五脏六腑之咳，乃指咳嗽引起的脏腑兼证，主要仍在于肺。在其他疾病如“水肿”等亦能引起咳嗽，则为病邪影响及肺，均以本病为主。

咳嗽咯吐涎沫，行动气短，形体消瘦，脉虚而数，乃热伤津液，肺失濡润，名为“肺痿”。治宜清养，略佐化痰，用麦门冬汤。久不愈，能使气阴俱伤，皮毛干枯，潮热失音，有如痨瘵，难治。也有吐涎沫而不咳不渴，小便频数或遗尿，为肺痿中的虚寒证。由于肺气萧索，不能制下，亦属难治，宜甘温调养，用甘草干姜汤。

咳嗽咯吐腥臭浓痰，伴有明显的胸痛，或身热，脉浮滑数，为“肺痈”初期。溃脓后则吐出脓血，或如米粥，胸痛烦满，舌苔黄腻。本证多属实热现象，热搏血结成痈，宜清热化浊，用千金苇茎汤，并可酌加桔梗排脓、葶苈泻肺。倘若病邪渐退，或脓未尽而正气已虚，宜清热养阴，用桔梗杏仁煎或济生桔梗汤。

咳嗽中有痰多稀薄色白，兼挟泡沫，患者以老年人为多，每发于秋季骤凉，随着冬季严寒加剧，至春夏逐渐平静。发时气喘，喜高枕而卧，咯痰爽利则觉轻快，名为“痰饮咳嗽”。轻者由于脾阳虚弱，重者肾阳亦虚，因而水湿不化，凝聚成饮，上渍于肺，则为咳喘。与一般咳嗽根本不同。治法宜温药和之，轻则治脾，用苓桂术甘汤；重者治肾，用金匮肾气丸；痰多和咳喘繁剧时，也可结合苓桂五味姜辛汤、三子养亲汤等。痰饮咳嗽的形成，主要由于本身阳虚，故不易根治，而且必须分别标本缓急。比如风寒引发者，可用小青龙汤散寒化饮。或喘逆头汗，有浮阳外越现象，可用黑锡丹破沉寒回阳气，但均不宜常用久服。

杏苏散　杏仁　紫苏　桔梗　前胡　半夏　陈皮　茯苓　枳壳　甘草　姜　枣

止嗽散　荆芥　紫菀　桔梗　百部　白前　陈皮　甘草

银翘散　银花　连翘　荆芥　豆豉　薄荷　牛蒡　桔梗　竹叶　甘草

三拗汤　麻黄　杏仁　甘草

清燥救肺汤　桑叶　石膏　杏仁　麦冬　人参　甘草　阿胶　枇杷叶　黑芝麻

二陈汤　半夏　陈皮　茯苓　甘草

清气化痰丸　胆星　半夏　橘红　杏仁　枳实　瓜蒌　黄芩　茯苓　姜汁

百合固金汤　百合　生地　熟地　玄参　麦冬　贝母　桔梗　白芍　当归　甘草

金匮肾气丸　附子　肉桂　熟地　山萸　山药　丹皮　泽泻　茯苓

麦门冬汤　麦冬　半夏　人参　甘草　粳米　枣

甘草干姜汤　甘草　干姜

千金苇茎汤　芦根　苡仁　桃仁　冬瓜子

桔梗杏仁煎　桔梗　杏仁　甘草　阿胶　麦冬　银花　百合　贝母　连翘　枳壳　夏枯草　红藤

济生桔梗汤　桑皮　桔梗　贝母　当归　瓜蒌皮　黄芪　百合　五味子　枳壳　甘草　苡仁　防己　地骨皮　知母　杏仁　葶苈

苓桂术甘汤　茯苓　桂枝　白术　甘草

苓桂五味姜辛汤　茯苓　桂枝　五味子　干姜　细辛

三子养亲汤　苏子　白芥子　莱菔子

小青龙汤　麻黄　桂枝　细辛　白芍　干姜　五味子　半夏　甘草

黑锡丹　青铅　硫黄　胡芦巴　沉香　附子　肉桂　茴香　补骨脂　肉果　金铃子　阳起石　木香（成药）

328. 喘　促

呼吸急促，称为“气喘”。肺为气之主，肾为气之根。肺主出气，肾主纳气。一脏有病或两脏俱病，便升降失常，呼吸不利。一般以胸满声粗，邪在于肺者为实喘；呼长吸短，气不归肾者为虚喘。叶天士曾说:“在肺为实，在肾为虚。”并指出:“出气不爽为肺病，入气有音为肾病。”但本病多出现于咳嗽、水肿及虚劳证，临床辨证，应该把病因与病证结合起来考虑。大概实喘以痰为主，常由风寒和燥热引发。因风寒者，伴见咳嗽胸满，恶寒或发热，舌苔白腻，脉象浮滑，用华盖散；因燥热者，伴见身热，烦满，咽痛，口渴，用定喘汤。虚喘以气为主，在肺虚多兼咳嗽，言语无力，或津液亏耗，微热，口渴，舌红苔剥，用生脉散。在肾虚多见浮肿、恶寒、肢冷等阳虚现象，用金匮肾气丸。临床上遇到喘促，比较严重而且可以发生危险，必要时应当采取急救措施。一般消痰用猴枣粉，降气用沉香粉，纳气用人参、蛤蚧粉，降逆回阳用二味黑锡丹，开水送服。

小儿“肺风”和“麻疹”正出忽没，发现气促，为肺气闭塞严重证候。参阅鼻证状“鼻扇”和全身证状“麻疹”各条。

“哮喘”为气喘中一种突出证候。凡呼吸急促甚至张口抬肩谓之喘，喘气出入喉间有声谓之哮，哮喘则二证兼具，《医学正传》所谓“喘以气息言，哮以声响鸣。”本病多见于儿童，俗有“盐哮”、“糖哮”等分，但主要为“冷哮”和“热哮”，尤以冷哮为常见。冷哮由受寒和当风饮食引起，故受冷即发，发时胸膈满闷，呼吸急促，喉中痰声上下如水鸡音，脉象沉紧，舌苔白滑。用射干麻黄汤或冷哮丸。热哮因痰热素盛，肺气郁滞不宣，发时喉亦有声，伴见烦闷不安，脉象滑数，用玉涎丹或定喘汤。本证不易根治，必须注意饮食起居，寒温适宜，防止复发。《张氏医通》对于冷哮有白芥子涂法：夏月三伏中，用白芥子末一两，甘遂、细辛各五钱，共为细末，入麝香五分，捣匀姜汁调涂肺腧、膏肓、百劳穴，涂后麻瞀疼痛，切勿便去，隔两小时方可去之，十日后涂一次，如此三次。针灸科对冷哮用灸，热哮用针，取肺俞、膏肓、天突、膻中、列缺、足三里、丰隆等穴。外科割治法，亦有效果。

华盖散 麻黄 紫苏 杏仁 桑皮 赤苓 桔梗 甘草

定喘汤 麻黄 桑皮 白果 苏子 杏仁 黄芩 款冬 半夏 甘草

生脉散 人参 麦冬 五味子

金匮肾气丸 附子 肉桂 熟地 山萸 山药 丹皮 泽泻 茯苓

二味黑锡丹 青铅 硫黄（成药）

射干麻黄汤 射干 麻黄 细辛 半夏 紫菀 款冬 五味子 姜 枣

冷哮丸 麻黄 杏仁 细辛 甘草 胆星 半夏 川乌 川椒 白矾 牙皂 紫菀 款冬 神曲

玉涎丹 蛞蝓 大贝母

329. 气 少

自觉吸呼气短，言语无力，系气分虚弱，《内经》所谓“言而微，终日乃复言者，此夺气也。”常见于久病衰弱证，当补肺脾，用四君子汤加黄芪，咽干者再加麦冬。

四君子汤 人参 白术 茯苓 甘草

330. 太 息

俗称叹长气，自觉呼吸窒塞，嘘气较畅，多见于肝胃气证。参阅胸胁证状“胸闷”条。

心气不畅，亦多太息。《内经》上说：“思忧则心系急，心系急则气道约，约则不利，故太息以伸出之。”治宜补养。

331. 喷 嚏

为感冒初起证状之一，小儿“麻疹”初期亦频作喷嚏。

阳虚久病，突然发现喷嚏，为阳气回复，有好转趋势，即《内经》所谓“阳出于阴则嚏”。

332. 呵 欠

疟疾将作或精神疲乏时期，常有呵欠连连。《内经》曾说：“阳入于阴则欠。”故虚弱久病见呵欠，为阳气渐衰之征。

333. 吐 血

凡血液从口而出，概称吐血。其中来自肺脏，每随咳嗽，咯吐盈口，或痰中挟有血点、血丝的，称为“咳血”；来自胃中，血随呕吐而出，盈盆盈盏的，称为“呕血”；来自喉头，不咳而一咯即出小血块的，称为“咯血”。

咳血由于咳嗽损伤肺络，常见者为风热犯肺，兼见鼻干口燥，脉象浮数，用桑杏汤。如肝火灼肺，兼见胁痛易怒，脉象弦数，用黛蛤散。阴虚内热，兼见潮热气短，脉象虚数者，用百合固金汤。

呕血因胃有积热，吐出之血，鲜瘀相杂，兼见胸闷作痛，嘈杂便秘，舌苔黄腻，脉象滑数，用大黄黄连泻心汤合四生丸。此证往往大便紫黑，乃瘀血下行，不用止涩。

咯血多因肾虚火炎，兼有膈热颊红，咽喉干燥，舌质绛，脉象细数，先用清咽太平丸，接用七味都气丸加麦冬、牛膝。

妇女每逢月经期吐血，名为“倒经”。参阅妇科证状“经行吐血”条。

吐血常见于外感、内伤杂证，原因极为复杂。《类证治裁》曾将吐血的用药法则作了扼要的说明：客邪在肺卫，宜甘凉肃降，如沙参、麦冬、贝母、花粉；在心营，宜轻清滋养，如生地、玄参、丹参、连翘、竹叶；火灼甚者，则加入苦寒，如山栀、黄芩、知母、地骨皮。风温，参以甘凉，如桑叶、芦根、蔗汁；暑瘵，参以清润，如杏仁、银花、生地、犀角；燥咳，佐以纯甘，如天冬、阿胶、梨汁。另有内热外寒者，宜麻黄参芍汤。内损吐血，怒动肝火，宜苦辛降气，如苏子、郁金、降香、丹皮、山栀、瓜蒌；郁损肝阴，宜甘酸熄风，如阿胶、白芍、生地、金橘；思伤心脾，宜甘温益营，如人参、黄芪、白术、当归、陈皮；夺精亡血，宜填补真元，如人参、海参、熟地、杞子、紫河车；肾虚失纳，宜滋肾潜阳，如熟地、山萸、五味子、牛膝、青铅；阳虚不摄，宜导火归窟，如肉桂七味丸加童便。不内外因引起的吐血，坠跌损伤，先须导下，如生地、归尾、桃仁、大黄、穿山甲，再予通补，如当归、郁金、白芍、三七、牛膝；努力伤络，宜和营理虚，如旋覆花、新绛、当归、白芍、葱管；烟酒伤肺，宜甘凉清润，如丹皮、麦冬、犀角、藕汁、葛花等。

以止血为急救目的的方药，有十灰丸、花蕊石散，以及仙鹤草、血余炭、紫草珠等。但前人有“见血休止血”之戒，缪仲醇更明确地指出：“吐血有三诀，宜行血不宜止血，血不循经络者，气逆上壅也，行血令循经络，不止自止，止之则血凝，血凝必发热、胸胁痛，病日痼矣；宜补肝不宜伐肝，肝主藏血，吐血者，肝失其职也，养肝则肝气平而血有所归，伐肝则肝虚不能藏，血愈不止矣；宜降气不宜降火，气有余便是火，气降则火降，火降则气不上升，血随气行，无溢出上窍之患。且降火必寒凉之剂，反伤胃气，胃气伤则脾不能统血，血愈不能归经矣。”吴鞠通以气为血帅而主张调治无形之气，临床上常用血脱益气之法，更足证明血证治气的重要性。

桑杏汤 桑叶 杏仁 沙参 象贝 香豉 山栀 梨皮

黛蛤散 青黛 海蛤粉

百合固金汤 生地 熟地 百合 麦冬 玄参 当归 白芍 贝母 甘草 桔梗

大黄黄连泻心汤 大黄 黄连

四生丸 侧柏叶 艾叶 荷叶 生地

清咽太平丸 薄荷 川芎 防风 犀角 柿霜 甘草 桔梗

七味都气丸 五味子 熟地 山萸 山药 丹皮 泽泻 茯苓

麻黄参芍汤 麻黄 桂枝 人参 黄芪 当归 白芍 麦冬 五味子

肉桂七味丸 肉桂 熟地 山萸 山药 丹皮 泽泻 茯苓

十灰丸 大蓟 小蓟 侧柏叶 薄荷 茜草 茅根 山栀 大黄 丹皮 棕榈皮

花蕊石散 花蕊石

334. 心　跳

自觉心脏跳动，称为"心悸"，严重的称做"怔忡"，均属心神不安之证。有属于外因的，多由耳闻大声，目见异物，或遇险临危，惊慌不定，亦叫"惊悸"。属于内因的，以心血不足为主，心失所养，神不宁舍，常有心慌内怯现象。故外因发病为暂为浅，内因则其来也渐，其证较深，但惊可生悸，悸亦易惊，二者常是相联的。一般受惊心悸，神定便止，不作治疗。如果多日不愈，心中烦乱，坐卧不安，睡眠梦扰，饮食少味，多与心肝火旺或肝胆气虚有关，可用朱砂安神丸、温胆汤和蕊珠丸治疗。心血虚者，宜养血安神，用枣仁汤、养心汤。脉来结代者，佐以辛润，用炙甘草汤。

水气上逆，亦使心悸，称为水气凌心。证见头眩胸闷，口渴不饮，小便短少，脉象沉紧。此证主要由于心阳不振，宜通阳利水，不须安神，用茯苓甘草汤。

本证常与头晕、目花、失眠、健忘、耳鸣、自汗、疲劳等证同时出现，成为虚弱证候，同镇心丹去肉桂治之。

朱砂安神丸 生地 当归 黄连 朱砂 甘草

温胆汤 半夏 橘红 茯苓 甘草 枳实 竹茹

蕊珠丸 朱砂 靛青 猪心血

枣仁汤 人参 黄芪 当归 茯苓 茯神 枣仁 远志 陈皮 甘草 莲肉 姜 枣

养心汤 黄芪 当归 茯苓 茯神 川芎 半夏 柏子仁 枣仁 远志 五味子 人参 肉桂 炙草

炙甘草汤 炙草 人参 桂枝 阿胶 生地 麻仁 姜 枣 麦冬

茯苓甘草汤 茯苓 桂枝 甘草 姜

镇心丹 枣仁 麦冬 天冬 五味子 茯苓 茯神 龙齿 人参 熟地 山药 肉桂 车前子 远志 朱砂

335. 不 寐

不易入睡，或整夜转侧难睡，概称不寐，即一般所谓“失眠”。多因思虑忧郁，劳倦过度，心脾血虚，或病后、妇人产后气血虚弱。伴见面色不华，体倦神疲，头眩目重，舌淡，脉象细弱，宜滋养心脾为主，用归脾汤。血虚不寐，往往引起心火偏旺，烦躁，多汗，口舌干燥，用天王补心丹、朱砂安神丸。或引起肝阳偏旺，头晕头胀，惊悸，用琥珀多寐丸。如果肾阴亏损，心火独亢，引起不寐，称为心肾不交，用黄连阿胶汤、交泰丸。用针灸治疗，心血虚者，取神门、三阴交，心肾不交加心俞、肾俞、照海、涌泉，肝火旺加肝俞、胆俞、太冲，宜在睡前二小时施术，效果较好。

饮食积滞和痰火中阻，也能引起失眠，即《内经》所谓“胃不和则卧不安”。伴见痰多胸闷，二便不畅，舌腻，脉滑等证，用温胆汤和半夏秫米汤。张景岳说：“寐本乎阴，神其主也，神安则寐，神不安则不寐。其所以不安者，一由邪气之扰，一由营气之不足。”这里所说营气不足，概括血虚而言，邪气之扰，系指痰火饮食等因素，故治疗失眠不是单纯地滋补和安神所能收效。

归脾汤 人参 白术 茯神 枣仁 黄芪 归身 远志 木香 炙草 龙眼 姜 枣

天王补心丹 生地 人参 玄参 丹参 天冬 麦冬 当归 五味子 茯苓 桔梗 远志 枣仁 柏子仁

朱砂安神丸 生地 当归 黄连 甘草 朱砂

琥珀多寐丸 琥珀 党参 茯苓 远志 羚羊角 甘草

黄连阿胶汤 黄连 黄芩 白芍 阿胶 鸡子黄

交泰丸 黄连 肉桂

温胆汤 半夏 陈皮 茯苓 甘草 枳实 竹茹

半夏秫米汤 半夏 秫米

336. 易 醒

睡眠易醒，多因感受惊吓，或心胆素怯，故睡中恍惚，易为惊醒，宜从肝经治疗，用酸枣仁汤加白芍、牡蛎。

酸枣仁汤 枣仁 知母 川芎 茯苓 甘草

337. 嗜 睡

嗜睡以痰湿证为多。痰湿内阻，则中气困顿，精神疲乏，伴见胸闷食少，舌苔白腻，用平胃散加菖蒲。在南方霉雨季节，更多此证，俗称"湿困"，藿香、半夏、蔻仁、苡仁等均可加入。

食后困倦思睡，为脾弱运化不及，大多脉舌正常，用六君子汤。

阳虚证见神疲欲寐，畏寒踡卧，宜温补少阴，用附子理中汤。

病后往往酣睡，醒后清爽，不属病征，并且不宜惊扰。

平胃散 苍术 厚朴 陈皮 甘草

六君子汤 人参 白术 茯苓 甘草 半夏 陈皮

附子理中汤 附子 人参 白术 炮姜 甘草

338. 小儿夜啼

小儿夜间惊哭，称为“夜啼”。以心肝两经蕴热为多。用朱灯芯、竹叶、钩藤煎服，重者用安神镇惊丸。

安神镇惊丸 天竺黄 茯神 胆星 枣仁 麦冬 赤芍 当归 薄荷 黄连 朱砂 牛黄 山栀 木通 龙骨 青黛

339. 多梦

睡眠不熟，梦扰纷纭，且多可惊可怖可怪之事，常见于血虚证，以心神不安为主。《金匮要略》上说：“血气少者属于心，心虚者其人多畏，合目欲眠，梦远行而精神离散，魂魄妄行。”用益气安神汤。

益气安神汤 当归 茯神 生地 麦冬 枣仁 远志 人参 黄芪 胆星 竹叶 黄连 甘草

340. 烦躁

胸中热而不安为“烦”，手足热而不宁为“躁”，虽然烦躁并称，实系两种证候。《类证治裁》上说：“内热为烦，外热为躁。烦出于肺，躁出于肾。热传肺肾，则烦躁俱作。”又说：“烦为阳，属有根之火，故但烦不躁及先烦后躁者，皆易治；躁为阴，系无根之火，故但躁不烦及先躁后烦者，皆难治。”本证出现在热性病中，治烦用栀子豉汤，治躁用四逆汤。若烦而足冷，脉象沉微，亦属阴证，用参附汤。病后余热，虚烦不安，用竹茹汤。

内伤杂证，烦多于躁，常见于阴虚火动，夜间较甚，用生脉散加生地、枣仁、茯神。也有烦而呕者，用橘皮汤，烦而溺涩者，用猪苓汤。

栀子豉汤　山栀　豆豉

四逆汤　附子　干姜　甘草

多附汤　人参　附子

竹茹汤　人参　麦冬　竹茹　半夏　茯苓　甘草　浮小麦

生脉散　人参　麦冬　五味子

橘皮汤　陈皮　生姜

猪苓汤　猪苓　茯苓　阿胶　滑石　泽泻

341. 健　忘

健忘亦称“善忘”和“喜忘”。由于思虑过度，脑力衰竭，治宜滋养心肾。林羲桐说:“人之神，宅于心，心之精，依于肾，而脑为元神之府，精髓之海，实记性所凭也。”汪讱庵亦说:“治健忘者必交其心肾，使心之神明下通于肾，肾之精华上升于脑，精能生气，气能生神，神定气清，自鲜遗忘之失。”药方如孔圣枕中丹、朱雀丸、安神定志丸等，可适当选用。

孔圣枕中丹　龟甲　龙骨　远志　菖蒲

朱雀丸　沉香　茯神　人参

安神定志丸　人参　白术　茯苓　茯神　菖蒲　远

志　麦冬　枣仁　牛黄　朱砂　龙眼

342. 昏　迷

昏迷即不省人事或神识迷糊。多由邪阻清窍、神明被蒙而起，外感和内伤疾病均能出现，为严重证状之一。大概外感证多从传变而来，内伤杂病则能突然发作，治疗采取急救措施，以开窍为主，如苏合香丸、至宝丹、紫雪丹、安宫牛黄丸、牛黄清心丸和玉枢丹等，均为常用成药，并用通关散吹鼻取嚏，开关散擦牙以开牙关紧闭，促使苏醒，便于灌药。

外感证出现昏迷，多在伤寒或温病化热，邪传心包，先见狂妄谵语，舌尖红绛，渐至撮空引线，循衣摸床，宜开窍清热，用安宫牛黄丸、紫雪丹、至宝丹等急救。这三种成药的使用，牛黄最凉，紫雪次之，至宝又次之，主治略同而各有所长。大便秘结者可结合釜底抽薪法，用大承气汤或增液承气汤。在外感证传变至昏迷阶段，大多高热不退，日晡更剧，烦躁不安，时有谵语，即当先用清宫汤。湿温证湿热熏蒸胸中，在透发白㾦时期亦常有昏迷，但多似明似昧，轻者用甘露消毒丹，重者神犀丹。

感受暑温，夜寐不安，烦渴口绛，时有谵语，目开不闭，或喜闭不开，为昏迷先兆，用清营汤。已入昏迷者，用安宫牛黄丸。如在烈日下工作或行走，猝然昏倒，称为“中暑”，急用苏合香丸，或以葱蒜捣汁调水灌服。

杂证出现昏迷，以“中风”最为危急，猝然仆倒，昏不知人，伴见鼾睡，口眼㖞斜，半身不遂，须辨阴阳、闭脱施治。凡两手握固，牙关紧闭，声如曳锯，面赤气粗，脉数弦劲，舌苔黄腻，为闭证中的阳证，用局方牛黄清心丸。静而不烦，鼻起鼾声，脉象沉缓，舌腻白滑，为闭证中的阴证，用苏合香丸，取十二井或十宣刺血，针百会、水沟穴。目合，口开，鼻鼾，手撒，遗溺，甚则面赤如妆，汗出如油，手足逆冷，脉象微细欲绝者，则为脱证，用参附汤加龙骨、牡蛎，并灸神阙、气海，关元，以苏醒为度。也有既见脱证，又见痰涎壅盛，内窍不通，称为“内闭外脱”，用三生饮加人参固脱开闭。

“厥证”亦一时昏迷，不省人事，四肢逆冷，但无手足偏废见证，不难与中风鉴别。其发于暴怒气逆，昏倒时，口噤握拳者，为“气厥”，用五磨饮。素多痰浊，忽然上壅气闭，喉有痰声者，为“痰厥”，用导痰汤。如因饱食不化，脘腹胀满，因而昏厥者为“食厥”，用保和丸。这类厥证初起，均可用苏合香丸或玉枢丹急救，并用通关和开关方法。

突然头晕仆倒，面色皖白，自汗出，不省人事，称为“晕厥”。由于肝血肾阴两亏，风阳上扰，轻者数分钟内自然苏醒，醒后用羚羊角汤调养。重者汗出不止，肢冷脉伏，能致虚脱，重用人参浓煎灌服。

“痫病”有发作历史，发则突然昏倒，伴见四肢抽搐，牙关紧闭，口流涎沫，并有异常声音如猪羊鸣叫。少顷即苏醒，醒后有短时间的头晕头痛，精神疲倦。本病发无定时，有一日数发，或数日一发，数月一发，以至数年一发的。多因惊恐伤及肝肾，火灼津液，酿成痰涎，内乱神明，外闭经络。宜安神化痰，用定痫丸、痫证镇心丹，针风池、心俞、肝俞、腰奇、鸠尾、中脘、间使、神门等穴。

小儿“急惊风”，发病迅速，其证状为眼睛直视，牙关紧闭，颈项强直，角弓反张，脉象浮紧弦数，指纹青紫。在出现这些证状之前，先有壮热，三数天后惊慉抽掣，啼哭无泪，继而转入昏迷状态。原因有惊、风、痰、热四种，其特征为：由于惊者，先见惊慌厥冷，恐惧不安，神识不清；由于风者，先见手足抽搐，身体颤动，牙关紧闭，眼目窜视；由于痰者，先见咳嗽痰壅气促，喉间漉漉有声；由于热者，先见神昏谵妄，眼红唇红，便秘尿赤。但四者不能截然划分，往往相互并见，主要是外邪化热，热盛又生风、生痰，痰热壅闭，再因偶触异物或闻异声，猝然惊厥。治法以涤痰通窍、清热镇惊为先，用牛黄清心丸或回春丹化服，再用清热化痰汤或钩藤饮。急惊风系危险证候，必须先用成药急救，紫雪丹、至宝丹、琥珀抱龙丸等均可选择，亦可先以通关散吹鼻取嚏，并针刺十宣出血，及人中、印堂、大椎、合谷、涌泉、行间等穴。如见手撒、眼闭、口张、囟填、遗尿等证，预后不良，虽不死亡亦往往发生瘫痪、痴呆等后遗证。

“瘴疟”极易昏迷，热瘴用紫雪丹，冷瘴用苏合香丸，配合汤药急救。

“臌胀”后期，二便不通，或呕血、口鼻出血，同时神志昏迷，为不治之证。

苏合香丸 丁香 安息香 木香 檀香 苏合香 麝香 熏陆香 沉香 荜茇 诃子 犀角 朱砂 冰片 白术 附子（成药）

至宝丹 犀角 琥珀 朱砂 牛黄 玳瑁 麝香（成药）

紫雪丹 滑石 石膏 寒水石 磁石 羚羊角 木

香　犀角　沉香　丁香　升麻　玄参　炙草　朴硝　硝石　朱砂　麝香（成药）

安宫牛黄丸　牛黄　郁金　犀角　黄连　朱砂　冰片　麝香　珠粉　山栀　雄黄　黄芩　金箔（成药）

牛黄清心丸　牛黄　麝香　冰片　白芍　麦冬　黄芩　当归　防风　白术　柴胡　桔梗　川芎　茯苓　杏仁　神曲　蒲黄　人参　犀角　羚羊角　肉桂　豆卷　阿胶　白蔹　干姜　雄黄　山药　甘草　金箔　枣（成药）

玉枢丹　略（成药）

通关散　南星　皂角　麝香　蜈蚣　僵蚕（成药）

开关散　南星　冰片　乌梅（成药）

大承气汤　大黄　玄明粉　厚朴　枳实

增液承气汤　生地　玄参　麦冬　大黄　玄明粉

清宫汤　玄参　莲子心　卷心竹叶　连翘心　犀角

甘露消毒丹　滑石　茵陈　黄芩　菖蒲　川贝　木通　藿香　射干　连翘　薄荷　豆蔻　神曲

神犀丹　犀角　菖蒲　黄芩　生地　银花　金汁　连翘　板蓝根　豆豉　玄参　天花粉　紫草（成药）

清营汤　犀角　生地　玄参　竹叶心　麦冬　丹参　黄连　银花　连翘

参附汤　人参　附子

三生饮　乌头　附子　南星　木香

五磨饮　槟榔　木香　沉香　乌药　枳壳

导痰汤　半夏　茯苓　陈皮　甘草　南星　枳实

保和丸　山楂　神曲　莱菔子　茯苓　半夏　陈皮　连翘

羚羊角汤　羚羊角　龟甲　生地　丹皮　白芍　柴

胡　薄荷　蝉衣　菊花　夏枯草　石决明

定痫丸　天麻　川贝　胆星　半夏　陈皮　茯苓　茯神　丹参　麦冬　菖蒲　远志　全蝎　僵蚕　琥珀　朱砂　竹沥　姜汁　甘草

痫证镇心丹　牛黄　犀角　珠粉　朱砂　远志　甘草　胆星　麦冬　黄连　茯神　菖蒲　枣仁　金箔

回春丹　川贝　天竺黄　胆星　白附子　防风　天麻　羌活　朱砂　牛黄　雄黄　蛇含石　僵蚕　全蝎　麝香　冰片（成药）

清热化痰汤　川贝　天花粉　枳实　黄芩　黄连　玄参　升麻　甘草

钩藤饮　羚羊角　钩藤　天麻　全蝎　人参　甘草

琥珀抱龙丸　琥珀　朱砂　茯神　檀香　天竺黄　胆星　枳壳　枳实　人参　山药　甘草　金箔（成药）

343. 痴　呆

精神错乱，哭笑无常，语无伦次，或默默不言，或痛苦呻吟，称为“癫证”，俗呼“文痴”。得病前多因精神刺激，不能发泄，表现为情绪苦闷，神志呆滞，喜静喜睡，不饮不食，脉象细弦。治宜调气舒郁，用逍遥散，有痰者佐以白金丸。本病经久不愈，因阴血暗耗，气郁化火，亦能转变狂妄现象，预后不良，《内经》所谓“癫疾，疾发如狂者死不治”。

也有目光不活，言语迟钝，四肢举动亦不灵便，脉象迟缓，兼见头晕、多汗、心悸、艰寐，乃内风证状之一。宜养肝熄风，用珍珠母丸加全蝎，忌活血通络之品。

逍遥散　当归　白芍　柴胡　白术　茯苓　甘草

薄荷

白金丸 白矾 郁金

珍珠母丸 珍珠母 生地 熟地 党参 当归 柏子仁 枣仁 茯神 龙齿 沉香

344. 发 狂

发狂多为热证，《内经》所谓“诸躁狂越，皆属于热”。在热性病中发现的，常因高热不退，大便秘结，邪入心包，用清心或通腑法治疗。参阅本门“昏迷”条。

先有忿郁易怒，少睡少食，继而骂詈叫号，不避亲疏，甚至持刀执杖，弃衣裸体，越墙上屋，力大倍于平常，面色红赤，目光炯炯，脉象弦滑而数。称为“狂疾”，俗呼“武痴”，系肝胆气逆，化火上蒙清窍，用加味生铁落饮或虎睛丸。

癫狂多由情志怫郁所引起，从一般来说，情志引起的疾患相当复杂。朱丹溪说:“血气冲和，万病不生，一有怫郁，诸病生焉。”并认为先由气郁，而后湿、痰、热、血、食等随之郁滞，创立六郁之说，以越鞠丸为主方。但在临床上又因气郁化火，火盛生风，往往出现肝气、肝火、肝风等一系列证候。《类证治裁》指出:“凡上升之气，自肝而出，肝性升散，不受遏郁，郁则经气逆，为嗳、为胀、为呕吐、为暴怒胁痛、为胸满不食、为飧泄、为㿉疝，皆肝气横决也。相火木郁则化火，为吞酸、为胁痛、为狂、为痿、为厥、为痞、为呃噎、为失血，皆肝火冲激也。风依于木，木郁则化风，为眩、为晕、为舌麻、为耳鸣、为痉、为痹、为类中，皆肝火震动也。”故在初起时期，概称“郁证”，以疏肝、泄肝、平肝为主，用化肝煎、解肝煎、逍遥散等。等到化火、化风，则以清肝、泻肝、柔肝为主，用火郁汤、泻青丸、一贯煎、三甲复脉汤等。

加味生铁落饮 生铁落 玄参 丹参 麦冬 朱砂 钩藤 天花粉 贝母 胆星 连翘 远志 菖蒲 茯苓 茯神

虎睛丸 犀角 大黄各一两 生山栀 生远志各五钱 虎睛一对 研末，白蜜为丸，朱砂为衣。

越鞠丸 香附 苍术 川芎 山栀 神曲

化肝煎 白芍 青皮 陈皮 贝母 丹皮 山栀 泽泻

解肝煎 苏叶 白芍 陈皮 半夏 茯苓 厚朴 砂仁

逍遥散 当归 白芍 柴胡 白术 茯苓 甘草 薄荷 姜

火郁汤 黄芩 连翘 郁金 麦冬 薄荷 瓜蒌 桃仁 竹叶 甘草

泻青丸 龙胆草 山栀 大黄 当归 川芎 羌活 防风

一贯煎 沙参 麦冬 生地 归身 枸杞子 金铃子

三甲复脉汤 牡蛎 鳖甲 龟甲 生地 白芍 阿胶 麦冬 麻仁 甘草

345. 呃 逆

呃呃连声，声短而频，称为“呃逆”。偶然发作者，常因饮冷或吸受凉气引起，用刺鼻取嚏，或闭息不令出入，或集中思想，转移注意力，均能停止。如果持续不已，可用生姜少许嚼烂，开水送服。但在病中出现，尤其是老年和虚弱久病，往往成为严重证候。因此本证应分虚实，实证呃声响亮，脉象滑大；虚证呃声低微，形气怯弱。一般治法用和胃降逆，以丁香柿蒂汤为主方，并以丁香、柿蒂为本证主药。但丁香、柿蒂性味不同，因呃逆皆是寒热错杂，二气相搏，故治之亦多寒热相兼。凡实证当去人参，寒重可用肉桂，痰湿重者加半夏、陈皮、厚朴，夹热者酌去丁香，加竹茹、枇杷叶，虚证可结合旋覆代赭石汤。

丁香柿蒂汤　丁香　柿蒂　人参　姜

旋覆代赭石汤　旋覆花　代赭石　人参　甘草　半夏　姜　枣

346. 噎　膈

饮食吞咽困难，常觉喉头、胸膈有物堵塞，尤其对于干燥之品，更难顺下，称做“噎膈”。前人根据病因分为“气膈”、“血膈”、“痰膈”、“火膈”、“食膈”五种。但主要原因不外忧思气结，酒色伤阴。张景岳所谓:“噎膈一证，必忧愁思虑，积劳积郁，或酒色过度伤阴，阴伤则精血枯涸，气不行则噎膈病于上，精血枯涸则燥结病于下。”故本病初起偏于气结，先觉食道梗塞，然后发生气噎，常随精神抑郁加甚，心情舒畅减轻。逐渐增重，出现血结现象，水饮可入，谷食难下，下亦转出，胸脘时痛，或吐血便血，或吐出如赤豆汁，或大便艰难坚如羊矢。此时津液枯槁已极，形体消瘦，终至水饮点滴不下，胃气告竭。此病预后多不良，特别见于老年体弱，更不易治。初起宜解郁润燥，用启膈散，日久血结用通幽汤去升麻加郁金，并用五汁安中饮调养。按风、痨、臌、膈，称为四大证，总的治法，有理气、化痰、祛瘀、生津、健脾、润肠等。但香燥消克之剂，必须防止损伤气阴，柔润滋阴之剂，又当注意影响健运。

启膈散 沙参 丹参 茯苓 川贝 郁金 砂仁壳 荷蒂 米糠

通幽汤 生地 熟地 桃仁 红花 当归 甘草 升麻

五汁安中饮 韭菜汁 牛乳 生姜汁 梨汁 藕汁

347. 嗳 气

嗳气常见于胃病及脾胃薄弱的患者，中焦气滞，胸膈胀满，嗳出始舒。一般不作主证治疗，可于处方内酌加厚朴、陈皮、丁香、檀香、砂仁、藿香之类。如因脾阳虚弱，消化不良，食后嗳气频作，用健脾散。

嗳气多与矢气并见，大概气滞于胃则多上出，气滞于肠则多下泄，用药当加分别。

健脾散 人参 白术 丁香 藿香 砂仁 肉果 神曲 炙草 姜 枣

348. 吞 酸

胃中泛酸，嘈杂有烧灼感，多因肝气犯胃。一般用左金丸，亦可用乌贼骨、煅瓦楞制止。左金丸以黄连为主，与吴萸的比例为六与一。但吞酸有偏热偏寒之分，偏热者可于本方加竹茹、焦山栀；偏寒者可将黄连、吴茱萸用量适当调整，并加丁香、生姜。

左金丸 黄连 吴茱萸

349. 恶　心

为痰湿盛的证状之一。胸中泛漾，欲吐不吐，可于处方内酌加半夏、茯苓、生姜及枳壳、竹茹之类。

肝阳眩晕亦能引起恶心，不作为主证，肝阳潜降，则胃气自和，亦可于方内加枳壳、竹茹治标。

妇人怀孕，见物厌恶作恶，称为“恶阻”。参阅妇科证状“怀孕呕恶”条。

350. 呕　吐

呕吐由于胃失和降，反而上逆。前人以有声无物为呕，有声有物为吐，实际上往往同时出现，很难区分，一般从兼证和吐出物作为诊断和治疗的依据。吐时先觉酸味，清水较多，喜热恶寒，舌苔白腻，吐后口内多涎，仍欲泛吐，属胃寒，用半夏干姜汤、吴茱萸汤。吐出酸苦夹杂，口有秽气，喜寒恶热，常在食后即吐，舌苔黄腻，属胃热，用竹茹汤。吐前胸脘胀满，嗳气吞酸，吐下多酸腐宿食，吐后即觉舒畅，为胃有积滞，用生姜橘皮汤加神曲、谷麦芽。素多痰浊，胸闷、头眩、心悸，吐出黏痰，为胃有痰饮，用小半夏汤加茯苓。也有寒热夹杂，胸膈痞满，时呕时止，脉滑，舌苔黄腻，用半夏泻心汤，此法辛开苦降，在呕吐证比较常用，但方内人参、红枣可以斟酌。又有湿热痰浊极重，舌苔厚腻，呕恶频作，饮水即吐，一时难以制止，可用玉枢丹二、三分开水送服。

饮食入胃，经过一天半日后吐出，吐出物又多不消化，由于胃寒脾弱，称为“反胃”。《金匮要略》上说：“脾伤则不磨，朝食暮吐，暮食朝吐，名曰胃反”。王冰亦说："食入反出，是无火也。"治宜温中健中，用丁香透膈散。日久营血衰弱，神疲脉细，大便秘结，用大半夏汤。

小儿吃奶后，乳汁随即溢吐，称为"哯乳"，俗称"转奶"。多因哺乳过多，偶发者不必治，常发而带有酸腐乳汁，或大便亦酸臭者，用消乳丸。

半夏干姜汤 半夏 干姜

吴茱萸汤 吴茱萸 人参 姜 枣

竹茹汤 竹茹 甘草 半夏 陈皮 山栀 枇杷叶 姜 枣

生姜橘皮汤 生姜 陈皮

小半夏汤 半夏 生姜

半夏泻心汤 半夏 黄芩 干姜 人参 炙草 黄连 枣

玉枢丹 略（成药）

丁香透膈散 丁香 人参 白术 香附 砂仁 蔻仁 麦芽 木香 沉香 青皮 陈皮 厚朴 藿香 半夏 炙草

大半夏汤 半夏 人参 白蜜

消乳丸 香附 神曲 麦芽 陈皮 砂仁 炙草

351. 上 吐 下 泻

胸脘痞闷，腹痛，先吐后泻，气带臭秽，继发寒热，舌腻，脉象滑数。多因食滞伤中或兼感外邪，治宜疏化导滞，用藿香正气散。此证在小儿较为多见，来势虽急，痊愈亦速。

突然腹内雷鸣或疼痛如绞，吐泻交作不止，泻下稀水，随即形脱、目陷、螺瘪，两腿转筋，脉微沉伏。为严重的“霍乱”证，俗呼“发痧”或“痧气”，数小时内能致死亡，故又有“瘪螺痧”，“吊脚痧”和“子午痧”等俗称。本病常发于夏秋季节，能互相传染，主要由于饮食不洁，感受寒凉，肠胃不和，清浊不分，《内经》所谓“清浊相干，乱于肠胃，则为霍乱”。因病势危急，迫使阳气、津液暴亡，必须及时治疗。先用蟾酥丸吞服，以食盐填满脐内艾灸，并针灸中脘、天枢、关元、足三里等穴，内服四逆汤、大顺散等回阳。

吐泻交作，吐下物有腐臭，伴见发热烦躁，四肢疼痛，口渴引饮，小便短赤，舌苔黄腻，脉象濡滑或濡数。系暑湿内蕴肠胃，与霍乱相似而性质各异，因此前人以霍乱分为真假，称真霍乱为“寒霍乱”，假霍乱为“热霍乱”。治宜苦寒清化，用燃照汤或蚕矢汤，针刺曲泽、委中、曲池、内关、承山等穴。

民间对于霍乱有刮痧方法，用铜钱或磁质汤匙蘸香油或菜油，在肩胛、颈项、背脊、胸胁和臂弯、膝弯等处，自上向下顺刮，以皮肤出现红紫色为度。张景岳曾说:“毒深者非刮背不可。”认为这种方法能使气血和畅，证状因而好转，是良好的急救方法之一。

藿香正气散 藿香 紫苏 厚朴 陈皮 白芷 大腹皮 白术 茯苓 半夏曲 桔梗 甘草 姜 枣

蟾酥丸 蟾酥 朱砂 雄黄 苍术 丁香 牙皂 麝香（成药）

四逆汤 附子 干姜 甘草

大顺散 附子 肉桂 杏仁 甘草

燃照汤 滑石 山栀 香豉 黄芩 佩兰 厚朴 半夏 豆蔻

蚕矢汤 蚕沙 木瓜 苡仁 豆卷 黄连 半夏

黄芩　吴萸　山栀　通草

352. 上逆下闭

上为吐逆，食不得入，下为溺闭，或二便不通，称为“关格”。《伤寒论》上说：“寸口脉浮而大，浮为虚，大为实，在尺为关，在寸为格，关则不得小便，格则吐逆。”先用辛香通窍下降以治其上，如沉香、丁香、藿香、苏合香、蔻仁、生姜，次用苦寒利气下泄以通其下，如大黄、黄柏、木通、滑石、车前子等。也有寒在上热在下者，用黄连汤，桂枝改肉桂。

黄连汤　黄连　干姜　桂枝　人参　甘草　半夏　枣

353. 食欲差

胃主受纳，脾司健运，同为后天生化之本，中气之源。故食欲差包括不思饮食，饥不能食，食易饱，食后艰化，以及纳食无味，厌恶油腻等，皆属脾胃不和的反映。大概病在胃而不在脾，则知饥不能食，食亦易饱，无味，并恶油腻；病在脾而不在胃，则不知饥饿，食后艰化；脾胃俱病，则不饥不思饮食。致成本病的主要因素，一为湿浊，二为中气虚。湿浊内阻则运化机能障碍，伴见舌苔白腻、厚腻，治宜芳香和中，用和胃二陈煎、大和中饮。中气虚则消化能力薄弱，舌苔多净，治宜补气健中，用异功散、参苓白术散。也有因停湿而中气受困，或因中气不足而湿浊不化，当双方兼顾。此外，因气因寒因痰因食和湿热内蕴等，均能影响食欲不振，各随证治之。本证在一般疾病中都能出现，很少作为主证治疗，但因脾胃为后天，临床上应极其注意，并在处方中经常照顾到这一点。

大病或久病饮食减少，渐至不思饮食，为后天生气败坏，即《内经》所谓“纳谷者昌，绝谷者亡”，预后多不良。

和胃二陈煎 半夏 陈皮 茯苓 甘草 砂仁 姜 枣

大和中饮 木香 厚朴 枳壳 半夏 陈皮 干姜 泽泻 山楂 麦芽 砂仁

异功散 人参 白术 茯苓 陈皮 甘草

参苓白术散 人参 白术 茯苓 山药 扁豆 苡仁 砂仁 陈皮 莲肉 桔梗

354. 善食易饥

能食善饥作渴，不生肌肉，大便坚实，为胃中燥热，消渴证内“中消”的特征。宜清热生津，用太清饮、消渴方。消渴的主证为多饮、多食、多尿，即口渴引饮，善食而瘦，小便频数量多，在表现上常有轻重的不同。或有明显的多饮而其他二者不甚显著，或以多食为主而另二者为次，或以多尿为重而另二者为轻。前人根据这三者的出入，分为上、中、下三消，但在治疗上不宜绝对划分。

热性病中忽然思食能食，未必是正常状态，须防“除中”。《伤寒论》上说：“凡厥利者当不能食，今反能食者，恐为除中，食以索饼，不发热者知胃气尚在，必愈。”又说：“腹中应冷，当不能食，今反能食，此名除中，必死。”除中是中气消除的意思，可以理解为胃气败坏，故主不治。

小儿善饥，并喜食茶叶、泥土等物，为“虫积”

证，参阅腹脐证状“腹痛”条。

太清饮　知母　石斛　麦冬　木通　石膏

消渴方　黄连　天花粉　生地　藕汁　牛乳

355. 大便溏薄

大便不实，泻下溏薄如酱，或如鸭屎，称为“溏泄”，亦称“鹜泄”。多因脾虚不能运化，《金匮翼》上说:“脾主为胃行其津液者也，脾气衰弱，不能分布，则津液糟粕并趋一窍而下。”《金匮要略》所谓“脾气衰则鹜溏也”。泻时肠鸣腹内隐痛，往往食后即欲大便，经久不止，中气愈虚，神疲倦怠，饮食减少，面色萎黄，脉象濡弱，用香砂六君子汤加肉果。凡患者平常大便偏溏，或饮食不慎即大便不成形，均属脾虚之征。

湿热下注，亦使大便溏薄，泻时腹痛不畅，肛门觉热，粪色深黄，小便短赤，舌苔黄腻，多见于夏秋之间，初起伴有寒热，用薷苓汤。

肝火偏旺，脾虚积湿，腹内胀痛不舒，大便溏薄，并多矢气，性情急躁，脉象弦滑，舌苔黄腻，舌质较红，用痛泻要方。方内防风与白术结合，入脾胃二经，去风除湿，消散滞气，不同于疏表。

大便溏而色黑，属出血现象，参阅本门“便血”条。

香砂六君子汤　木香　砂仁　党参　白术　茯苓　甘草

薷苓汤　香薷　猪苓　赤苓　泽泻　白术　黄连　扁豆　厚朴　甘草

痛泻要方　白术　防风　白芍　陈皮

356. 大便水泻

泻下稀水，完谷不化，称为“水泻”，也称“濡泄”、“飧泄”。多因感寒停湿引起，来势甚急，腹痛肠鸣，难于忍耐，且能引起寒热，兼见头痛身疼，舌苔白滑，用藿香正气散。单由寒邪伤里致泻者，宜温中祛寒，用苓姜术桂汤，或湿胜作泻者，宜化湿分利，用胃苓汤。

饮食不慎，亦易腹泻，其特征为腹痛即泻，秽气极重，泻后痛减，兼见胸闷，嗳腐，厌食等，用枳实导滞丸去大黄加莱菔子。

腹痛肠鸣，痛一阵，泻一阵，肛门觉热，小便赤涩，似痢疾而无里急后重现象，称为“火泻”，用大分清饮。

内伤引起的水泻，以脾肾阳虚为常见。饮食入胃，即欲下注，完谷不化，腹痛绵绵隐隐，轻者属脾，重者属肾，统称“虚泄”。也有仅在天明时作泻一次，称为“晨泄”，俗呼“五更泻”，亦为肾阳不足使然。治脾泄用理中汤，参苓白术散，治肾泄用四神丸、椒附丸等。

腹泻证比较复杂，须分虚实、寒热和轻重，并宜分辨病邪和内脏。《医宗必读》里曾经提出九个大法：①淡渗，使湿从小便而去，如四苓散；②升提，鼓舞胃气上腾，如升阳除湿汤；③清凉，用苦寒涤热，如葛根芩连汤；④疏利，祛除痰凝、气滞、食积、水停，如藿香正气散；⑤甘缓，用于泻利不止，如参苓白术散；⑥酸收，治久泻气散，如乌梅丸；⑦燥脾，脾虚水谷不分，如理中汤；⑧温肾，火虚不能生土，如四神丸；⑨固涩，大肠滑脱，如赤石脂禹余粮汤。《类证治裁》

里也提出泄泻通治方，用白术、茯苓、陈皮、甘草、泽泻、砂仁、神曲、麦芽，寒加木香、煨姜，热加黄芩、白芍，湿加苍术、半夏，滑泄不禁加肉果、诃子，久不止加人参、黄芪、升麻。

藿香正气散 藿香 紫苏 厚朴 陈皮 大腹皮 白芷 茯苓 白术 半夏曲 桔梗 甘草 姜 枣

苓姜术桂汤 茯苓 生姜 白术 桂枝

胃苓汤 苍术 白术 厚朴 陈皮 泽泻 猪苓 茯苓 甘草

枳实导滞丸 枳实 白术 茯苓 黄芩 黄连 大黄 泽泻 神曲

大分清饮 茯苓 猪苓 泽泻 木通 山栀 枳壳 车前子

理中汤 人参 白术 茯苓 炮姜

参苓白术散 人参 茯苓 白术 陈皮 山药 甘草 扁豆 莲肉 砂仁 苡仁 桔梗

四神丸 肉豆蔻 补骨脂 五味子 吴茱萸

椒附丸 川椒 附子 山萸 桑螵蛸 鹿茸 龙骨

四苓散 白术 泽泻 赤苓 猪苓

升阳除湿汤 苍术 羌活 防风 升麻 柴胡 甘草 神曲 猪苓 泽泻 陈皮 麦芽

葛根芩连汤 葛根 黄芩 黄连 甘草

乌梅丸 乌梅 细辛 桂枝 附子 人参 黄连 干姜 黄柏 川椒 当归

赤石脂禹余粮汤 赤石脂 禹余粮

357. 大便频

大便一天两次或三次，便下正常，亦无不适感觉，为中气不足的表现。如果习惯如此，不作病征。

358. 大便不禁

常见于久泻不愈，大肠滑脱，应予固涩。参阅本门“大便水泻”条。

肾阳虚不能约束二便，大便失禁和遗尿并见，均不自觉，即有感觉亦难控制。治宜温养肾命，非固涩所能见效。相反地肾虚气化不及，能使大小便不通，亦以温养肾命为主，不用通利法。所以一般治法，二便不利用通，二便不禁用止，同时应根据《内经》上“中气不足，溲便为之变”，考虑到脾，进一步根据“肾司二便”，考虑到气化方面。

359. 大便秘结

简称“便秘”。在伤寒、温热病等过程中出现者，多为热证，由于内热肠燥，大便不能润下。同时因大便秘结而邪热不得下达，在下则腹满胀痛，在上则烦躁不安，甚至神昏谵语。伴见壮热、自汗、口渴，脉象滑数，舌苔黄腻或干糙少液。治法采取急下，用大、小承气汤。凡热盛便秘最易伤阴，引起咽喉肿痛等证，故亦称急下存阴。但在津液素虚或已经伤阴之后，不宜单用下法，可选脾约麻仁丸和增液承气汤，有时只用增液汤，吴鞠通所谓“以补药之体，作泻药之用。”热证便秘用泻剂是一种常法，但不必要时并不以攻下为主治，仅在处方内加入麻仁、蒌仁、郁李仁等润肠药即可。表里证并见的，还可用凉膈散表里双解。比较复杂的，《温病条辨》指出:“应下失下，正气不能运药，不运药者死，新加黄龙汤主之；喘促不宁，痰涎壅滞，右寸实大，肺气不降者，宣白承气汤主之；左尺牢坚，小便赤痛，时烦渴甚，导赤承气汤主之。”说明治疗热性病便秘，应与具体病情结合，才能收到更好效果。

杂证上出现或单纯的经常性便秘，有“热秘”、“气秘”、“虚秘”、“冷秘”四种。一般均三四日或五六日大便一次，排出困难，并因原因的不同，可以伴现不同的兼证。如：热秘为口臭溲赤；气秘为胸胁满闷；虚秘为头晕咽干，便后乏力，气短汗出；冷秘则多见于老人，伴有轻微腹痛，得温轻减，脉象沉迟。治法：热秘宜清润苦泄，用脾约麻仁丸、更衣丸；气秘宜顺气行滞，用六磨汤；虚秘宜养阴润燥或益气润肠，用五仁丸、黄芪汤；冷秘宜温通破阴，用半硫丸、苁蓉润肠丸。

患有经常性便秘者，常因粪便燥结，引起痔核和肛门燥裂，便时夹血，当与“便血”区别。

产后多大便难，参阅妇科证状“产后便秘”条。

初生婴儿大便不通，伴见面赤腹胀，不乳多啼，多因热毒蕴结，用三黄丸三、四分蜜糖调服。

大承气汤　大黄　枳实　厚朴　玄明粉

小承气汤　大黄　枳实　厚朴

脾约麻仁丸　麻仁　杏仁　白芍　大黄　枳实　厚朴

增液承气汤　玄参　麦冬　生地　大黄　玄明粉

增液汤　玄参　麦冬　生地

凉膈散　大黄　玄明粉　山栀　连翘　黄芩　薄荷　竹叶　甘草

新加黄龙汤　生地　甘草　人参　玄参　当归　麦冬　海参　大黄　玄明粉　姜

宣白承气汤 石膏 大黄 杏仁 蒌皮

导赤承气汤 生地 赤芍 黄连 黄柏 大黄 玄明粉

更衣丸 芦荟 朱砂

六磨汤 沉香 木香 槟榔 乌药 枳实 大黄

五仁丸 桃仁 杏仁 松子仁 柏子仁 郁李仁

黄芪汤 黄芪 陈皮 麻仁

半硫丸 半夏 硫黄（成药）

苁蓉润肠丸 苁蓉 沉香 麻仁

三黄丸 大黄 黄连 黄芩

360. 便下成粒

便下颗粒，如栗如枣，由于肠内燥热，称为“燥矢”。辨燥矢之法，《伤寒论》曾指出:“病人不大便五六日，绕脐痛，烦躁，发作有时者，此有燥矢也，故使不大便。”又说:“大下后，六七日不大便，烦不解，腹满痛者，此有燥矢也，所以然者，本有宿食故也。”大概腹有燥矢当下，已下燥矢不宜再下。

“噎膈”后期，口吐白沫，粪下如羊矢，成粒，系胃肠枯槁，难治，前人曾用益智仁、韭子、半夏煎汤，冲服姜汁、杏酪、白蜜、牛乳。

361. 排　气

肛门排气，称为“矢气”，亦作“失气”，俗呼“虚弓”。多因消化不良，或肝胃气胀滞，气出后反觉松快，不必治疗。但频频排气或欲排不出，腹胀不舒，应以木香、香附、青皮等疏利。此证常与嗳气同见，但此在于肠，彼在于胃，参阅本门“嗳气”条。

《伤寒论》指出："若不大便六七日，恐有燥矢，欲知之法，少与小承气汤，汤入腹中转矢气者，此有燥矢也，乃可攻之；若不转矢气者，此但初头硬，后必溏，不可攻之。"则以矢气作为诊断的一法。

362. 便下粘冻

便下粘冻，或赤或白，或赤白相杂，伴见腹痛、里急后重，一日七八次，以至数十次，为"痢疾"的主要证状。因为所下粘冻，下时不爽，亦称"肠澼"和"滞下"，并以粘冻颜色分为"白痢"和"赤痢"。本病的发生，多在夏秋之间，由外受暑湿，内伤生冷饮食，积滞内蕴，传化失职；也有兼挟时行疫毒的，证情更为严重。一般分湿热痢和寒湿痢两种。寒湿痢初起挟有粪便，后来均下白冻白沫，腹内绵痛，舌苔白腻，脉象濡缓，用不换金正气散，重者加木香、肉桂之类。湿热痢多为赤白脓冻，兼恶寒身热，舌苔黄腻，脉象滑数，用木香槟榔丸、枳实导滞丸、芍药汤。痢下渐爽，宜和中泄热，用香连丸；腹痛不止者用戊己丸。治痢不宜止涩太早，亦忌大下、分利，除苦化湿热、消导积滞外，必须佐以调气和血，易老所谓"调气而后重除，和血则便脓愈也。"

痢疾兼见干呕欲吐，饮食不纳，称为"噤口痢"。证见舌质转红，舌苔黄糙，脉象细数，用开噤散。时发时止，经久不愈，为"休息痢"，用大断下汤。便下黄赤黑白相杂，为"五色痢"，用真人养脏汤。也有偏于热重，便下脓血，身热不解，用白头翁汤；或痢久气血虚寒，滑脱不禁，用桃花汤。均属严重证候。

倪涵初有痢疾三方，治一般下痢。①初起方：黄连、黄芩、白芍、山楂各一钱五分，枳壳、厚朴、槟榔、青皮各八分，当归、地榆、炙草各五分，红花三分，木香二分，桃仁一钱。如痢纯白，去地榆、桃仁，加橘红四分，木香三分；如滞涩甚者，加酒炒大黄二钱，年幼减半。煎汤空腹服，治赤白痢里急后重，身热腹痛皆宜。在三五日内最效，旬日亦效，半月后的则用加减方。②加减方：酒炒黄连、酒炒黄芩、酒炒白芍、桃仁各六分，山楂一钱，橘红、青皮、槟榔、地榆各四分，炙甘草、红花各三分，当归五分，木香二分，煎服。延至月余，脾胃虚弱滑泄，当补理。③补理方：酒炒黄连、当归、人参、白术、炙草各五分，酒炒黄芩、橘红各六分，酒炒白芍四分，煎服。以上三方，如妇人有孕，去桃仁、红花、槟榔。此外，民间验方用新鲜马齿苋一两，赤白砂糖煎服；又鸦胆子去壳十五粒，龙眼肉包，开水送服，一日三次。

不换金正气散　藿香　厚朴　陈皮　半夏　苍术　甘草　姜　枣

木香槟榔丸　木香　槟榔　青皮　陈皮　香附　枳壳　黑丑　黄连　黄柏　三棱　莪术　大黄　玄明粉

枳实导滞丸　枳实　大黄　白术　茯苓　黄连　黄芩　泽泻　神曲

芍药汤　白芍　黄芩　黄连　当归　肉桂　甘草　槟榔　木香　大黄

香连丸　木香　黄连

戊己丸　白芍　吴茱萸　黄连

开噤散　人参　黄连　菖蒲　丹参　石莲子　茯苓　陈皮　冬瓜皮　陈米　荷蒂

大断下汤　炮姜　细辛　高良姜　附子　龙骨　牡蛎　枯矾　肉果　诃子　赤石脂　石榴皮

真人养脏汤 诃子 肉果 当归 白术 白芍 人参 木香 肉桂 罂粟壳 甘草

白头翁汤 白头翁 秦皮 黄连 黄柏

桃花汤 赤石脂 干姜 粳米

363. 便 血

大便下血，须分血色鲜、黯及血在便前、便后。先血后便，《金匮要略》称为“近血”，张景岳谓“或在广肠或在肛门”，血色鲜红，也有血下如溅者，名为“肠风”，皆属湿热下迫，用赤小豆当归散、槐花散，湿重的用苍术地榆汤。先便后血，《金匮要略》称为“远血”，张景岳谓“或在小肠，或在于胃”，血色紫黯，兼见神疲，面色萎黄，舌质亦淡，用黄土汤。

便血往往与“痔漏”有关，须问肛门有无不适感。参阅本门“肛门生痔”条。

虚寒胃痛见大便色黑，为出血现象。参阅腹脐证状“胃脘痛”条。

赤小豆当归散 赤豆 当归

槐花散 槐花 侧柏叶 炒荆芥 枳壳

苍术地榆汤 苍术 地榆

黄土汤 白术 附子 甘草 地黄 阿胶 黄芩 灶心 黄土

364. 小便短黄

在一般病证上出现，均属内热和湿热内蕴，《内经》所谓:“小便黄者，小腹中有热也。”不作主证治疗，可于处方内酌加滑石、苡仁、赤苓、通草之类。

小便黄色深浓，沾染衣袴，为“黄疸”证状之一。

参阅全身证状“皮肤色黄”条。

365. 小便清长

在一般病证出现，表示内无热象；在虚弱证中出现，为下元虚寒之征，《内经》所谓“诸病水液，澄澈清冷，皆属于寒”。

366. 小便频数

小便频数，伴见口干舌燥，饮不解渴，大便如常者为“上消”证；饮一溲一，甚至小便无度，尿量多于饮量，或溲下如膏油者，为“下消”证，统称“消渴”。前人分消渴为上、中、下三消，上消属肺热，用天花粉散，下消属肾阴虚，用加减地黄丸。但在本病燥热与阴虚往往互为因果，阴愈虚则热愈盛，热愈盛则阴愈虚，故《临证指南医案》上说：“三消一证，虽有上中下之分，其实不越阴亏阳亢、津涸热淫而已。”这里说明消渴热象多生于燥，不宜苦寒直折以伐生气。同时，上消也有寒证，由于水不化气，《内经》所谓：“心移寒于肺为肺消，饮一溲二，死不治。”在下消证也有因阳虚而不能滋其化源，故《金匮要略》上说：“男子消渴，小便反多，饮一斗，小便一斗，肾气丸主之。”上消和下消能转变为“肺痿”、“手足偏废”和痈疽等，因而成方较多，如黄芪竹叶汤、生津饮、藕汁膏饮、元菟丸、双补丸等，可按具体病情加减选用。

一般病证和老年人出现小便频数，为肾虚证之一。

小儿夏季小溲频数，或低热不退，为感受暑气，热蕴膀胱，用鸡苏散泡代茶饮。

妇人小溲频数，量少窘急，腹部觉胀，多因肝气郁结，不能疏泄，宜舒气微利，不可止涩，用逍遥散加车前子。

天花粉散 天花粉 生地 麦冬 葛根 五味子 甘草 粳米

加减地黄丸 熟地 山药 山萸 丹皮 五味子 百药煎

肾气丸 熟地 山萸 山药 附子 肉桂 泽泻 茯苓 丹皮

黄芪竹叶汤 人参 黄芪 当归 白芍 生地 麦冬 川芎 茯苓 甘草 石膏 竹叶

生津饮 天冬 麦冬 生地 熟地 当归 五味子 瓜蒌 天花粉 甘草 麻仁

藕汁膏饮 人乳 生地汁 藕汁各一盏 黄连五钱 天花粉一两 研末同熬，再加姜汁、白蜜为膏。

元菟丸 菟丝子 五味子 茯苓 莲肉 山药

双补丸 鹿角胶 人参 茯苓 苡仁 熟地 苁蓉 当归 石斛 黄芪 木瓜 五味子 菟丝子 覆盆子 沉香 泽泻 麝香

鸡苏散 滑石 甘草 薄荷

逍遥散 当归 白芍 柴胡 白术 茯苓 甘草 薄荷 姜

367. 小便余沥

排尿困难，小便后又滴沥不禁，常见于老年肾气虚弱，气化不及，膀胱不约，用大菟丝子丸。

大菟丝子丸 菟丝子 鹿茸 肉桂 附子 石斛 熟地 石龙芮 茯苓 泽泻 牛膝 山萸 川断 苁蓉 杜仲 防风 补骨脂 毕澄茄 沉香 巴戟 小茴香

川芎　五味子　桑螵蛸　覆盆子

368. 小便刺痛

小便刺痛不利，称为“淋证”，多由肾与膀胱湿热引起。《巢氏病源》上说：“肾虚则小便数，膀胱热则水下涩，数而且涩，则淋沥不宣，故谓之淋。”尿色多黄，小腹胀急，或兼腰痛，也能引起身热。治宜清利，用八正散。

淋证挟血者为“血淋”，初起血色红紫，脉数有力者属实热，宜清热凉血，用小蓟饮子。延久血色淡红，疼痛不甚，脉虚带数者，宜养阴止血，用茜根散。

小便困难，痛不可忍，尿色黄赤浑浊，挟有沙石，尿后稍松，称为“沙淋”，也叫“石淋”。用二神散，并可用金钱草二两至四两煎汤常服。凡淋证忌用补法，因气得补而愈胀，血得补而愈涩，热得补而愈盛；亦忌发汗，恐其动血。

一般外感发热和阴虚内热证中，也有尿时灼热微痛感觉，量少色黄，不作淋证看待。如高热时出现，可在处方内酌加滑石、通草，湿温证加茵陈、车前，阴虚证加生地、知母。

八正散　萹蓄　木通　瞿麦　山栀　甘草　车前　大黄　滑石

小蓟饮子　小蓟　炒蒲黄　藕节　滑石　木通　生地　当归　甘草　山栀　竹叶

茜根散　茜草　黄芩　阿胶　侧柏叶　生地　甘草

二神散　海金沙　滑石　木通　麦冬　车前

369. 小便不利

小便涩滞，仅下点滴，小腹胀坠不舒。称为“小便不利”。有因上焦之气不化的，伴见咽干烦躁，呼吸短促等肺热证，用黄芩清肺饮加竹叶、通草；水源枯燥者，加天麦冬、杏仁。有因中焦之气不化的，伴见体困身倦，气短神疲等脾虚证，用春泽汤；虚甚而中气下陷者，加黄芪、升麻。有因下焦之气不化的，伴见神衰怯冷，腰背酸痛等命门阳虚证，用香茸丸；兼阴虚者，宜坚阴化气，用滋肾通关丸。

小便点滴不通，称为“癃证”，属严重证候之一。有突然发作，也有肿胀等引起的，患者欲溺不能排出，小腹胀滞难忍，必须急治。张景岳说:“水道不通，则上侵脾胃而为胀，外侵肌肉而为肿，泛及中焦则为呕，再攻上焦则为喘，数日不通，则奔迫难堪，必致危殆。”所以《内经》有“小大不利治其标”的指示，小大即指小便和大便。前人治法虽分寒热虚实，但作急证处理时，均以利尿为主，用五苓散加车前、木通、蟋蟀等。也有用探吐法，服药后取鹅翎扫喉，吐时能使气上升，气升则下焦通利。或外治法，用食盐半斤炒热，布包熨小腹；或用大蒜头一枚，生山栀三个，捣烂敷脐上。并可针刺中极、膀胱俞、三阴交等穴，皆属对证疗法。

“水肿”和“水臌”等证，均有小便不利，逐渐点滴不通，极易导致昏迷，如果脉象浮大或弦劲而数，舌红少液，更为严重。

孕妇小便不利，名为“转胞”，受胎气影响。参阅妇科证状“怀孕小便不利”条。

黄芩清肺饮　黄芩　山栀

春泽汤 茯苓 白术 猪苓 泽泻 人参 桂枝

香茸丸 鹿茸 麝香 附子 苁蓉 熟地 破故纸 沉香 当归

滋肾通关丸 知母 黄柏 肉桂

五苓散 白术 茯苓 猪苓 泽泻 桂枝

370. 小便不禁

小便不能控制，称为“遗溺”。由于膀胱不能约束，多属虚证。《内经》上说:“膀胱不约为遗溺。”又说:“水泉不藏者，是膀胱不藏也。”因肾与膀胱为表里，肾脏虚寒则不能制水，治疗以益肾固摄为主，用缩泉丸、巩堤丸。也有劳动后小便迫急不禁，多为气虚，用固脬汤。

妇女肝气郁结，不能疏泄，腹胀常有溺意，迫不及待，甚则自遗，所溺不多，治宜疏肝为主。参阅本门“小便频数”条。

小儿睡中遗溺，俗呼“尿床”，用闭泉丸。针灸肾俞、膀胱俞、关元、气海、中极、三阴交等穴。此证极为顽固，有至十余岁不愈者，可用小茴香一两置入猪脬内，焙干打碎，分六份，每天泡饮一份。

“中风”见遗尿为脱证之一，伤寒、热病及杂病中出现神昏、直视、遗尿，均属难治。

缩泉丸 益智仁 乌药 桑螵蛸

巩堤丸 熟地 菟丝子 五味子 益智仁 补骨脂 附子 白术 茯苓 韭子 山药

固脬汤 黄芪 沙苑子 桑螵蛸 山萸 当归 茯神 益母子 白芍 升麻 羊脬

闭泉丸 益智仁 茯苓 白术 白蔹 黑山栀

白芍

371. 夜间多溺

昼为阳，夜为阴，夜间多尿，少则二三次，多至五六次，为肾虚证之一。又常与失眠互为因果，因失眠而思小便，再因小便而影响睡眠。主要为下元不固，应于安神方内加入桑螵蛸、覆盆子、五味子等。

372. 小便出血

血随溺出，鲜红不痛，或痛极轻微，称为“溺血”。多由心与小肠之火迫血妄行，故《医学入门》上说：“溺血乃心移热于小肠。”常伴口干，口舌生疮，舌尖红绛，用导赤散加玄参、茅根。

溺血滴沥涩痛者为“血淋”。参阅本门“小便刺痛”条。

导赤散　生地　木通　竹叶　甘草

373. 小便流浊

尿道流出浊物似脓，混有血液者为赤浊，不混血液者为白浊。小便前排出较多，尿时不觉疼痛，多因心气不足，相火妄动，湿热下注。初起用治浊固本丸，后用萆薢分清饮。

过去有冶游史者，常与淋证并见，尿时刺痛，用八正散加土茯苓、萆薢。

小便色黄浑浊不清，多见于热证，《内经》所谓：“水液浑浊，皆属于火。”治宜处方内酌加滑石、木通清利。如果出现在杂病中，色不甚黄，澄清后有粉样沉淀，多为中气不足，用保元汤加芡实、升麻。

治浊固本丸 黄柏 黄连 茯苓 猪苓 半夏 砂仁 益智仁 甘草 莲须

萆薢分清饮 萆薢 菖蒲 乌药 益智仁 茯苓 甘草 盐

八正散 萹蓄 木通 瞿麦 山栀 甘草 车前 大黄 滑石

保元汤 黄芪 人参 甘草 肉桂

374. 小便夹精

小便后流出精丝，不觉疼痛，久则腰背酸痛，由于肾不封藏固密，用菟丝子丸合聚精丸。

菟丝子丸 菟丝子 茯苓 山药 莲肉 杞子

聚精丸 鱼鳔胶 沙苑子

375. 遗 精

男子遗精证，有因梦交而泄者称为“梦遗”，不因梦交而泄者称为“滑精”。一般以梦遗属心肾火旺偏于实，滑精属肾不固摄偏于虚，并有“有梦为心病，无梦为肾病”之说。因此在治疗上，前者常用滋阴降火汤、龙胆泻肝汤，后者用聚精丸、桑螵蛸散等。但遗精对于心、肝、肾有相互关系，正如朱丹溪说：“主闭藏者肾也，主疏泄者肝也，二者皆有相火，而其系上属于心，心君火也，为物所感则易动，心动则相火亦动，动则精自走，相火翕然而起，虽不交会，亦暗流而自疏泄矣。”所以梦遗未必肾阴不虚，滑精亦能引动心肝之火，不可截然划分。尤其遗精经久可以导致阴阳两虚，如果常服滋补之剂如斑龙丸、固精丸等，也有引动相火的可能。因此治疗遗精不宜太偏，水陆二仙丹、金锁固精丸等以平淡固涩为主，有其一定意义。

遗精严重的能使精关不固，见色流泄，或小便后亦有精液流出，称为“白淫”。《医学入门》上说:“或闻淫事，或见美色，或思想无穷，所愿不得，或入房太甚，宗筋弛纵，发为筋痿而精自出者，谓之白淫。”又说:“欲心一动，精随念去，凝滞久则茎中痒痛，常如欲小便然，或从小便而出，或不从小便出而自流者，比之梦遗尤甚。”治宜固涩为主，用芡实丸，亦可用固精丸和金锁固精丸。

遗精不尽属于病理现象，在成年未婚或已婚而远离房事，偶有遗泄，不作为病。至于因自斫致成经常遗精，因而头眩、腰酸，精神疲乏，必须自爱，不能专恃药物治疗。

滋阴降火汤 生地 当归 白芍 玄参 川芎 知母 黄柏

龙胆泻肝汤 龙胆草 生地 山栀 黄芩 当归 木通 柴胡 甘草 车前子 泽泻

聚精丸 鱼鳔胶 沙苑子

桑螵蛸散 人参 茯神 菖蒲 远志 桑螵蛸 龙骨 龟甲 当归

斑龙丸 熟地 菟丝子 补骨脂 柏子仁 茯神 鹿角胶

固精丸 菟丝子 韭菜子 牡蛎 龙骨 五味子 桑螵蛸 白石脂 茯苓

水陆二仙丹 金樱子 芡实

金锁固精丸 沙苑子 芡实 龙骨 牡蛎 莲须 莲肉

芡实丸 芡实 莲须 山药 白蒺藜 覆盆子

龙骨

376. 无 子

无子亦称“无嗣”，是男女双方的事。在男子方面如无特殊病证者，前人多从精气虚冷治疗。《医学入门》上说：“男子阳脱痿弱，精冷而薄。”《脉经》上亦说：“男子脉微弱而涩为无子，精气清冷也。”治以补肾为主，用五子衍宗丸，续嗣丹和长春广嗣丸。

近来在临床上常遇经过化验的患者，因无精子而不能生育，亦可用五子衍宗丸等长服。

五子衍宗丸 枸杞子 覆盆子 菟丝子 车前子 五味子

续嗣丹 山萸 天冬 麦冬 补骨脂 菟丝子 枸杞子 覆盆子 蛇床子 巴戟 熟地 韭菜子 黄芪 龙骨 牡蛎 山药 当归 琐阳 人参 白术 陈皮 黄狗肾 紫河车

长春广嗣丸 人参 生地 山萸 天冬 麦冬 山药 枸杞子 菟丝子 牛膝 杜仲 茯苓 五味子 柏子仁 归身 巴戟 补骨脂 莲须 苁蓉 沙苑子 覆盆子 鹿角胶 龟甲 虎骨胶 鱼鳔胶 猪脊髓 黄牛肉 羊肉 黑狗肉 驴鞭 狗肾 蚕蛾 紫河车

二十、妇科证状

本门所录证状以经、带、胎、产四项为限，乳疾和前阴疾患均散见其他部分。前人对于妇科病极其重视肝为先天，并重视冲、任、督、带奇经。主要是肝主藏血，妇女病以调经为先，而督脉起于下极；任脉起于中极之下，循腹内上关元；冲脉起于气冲；挟脐上行；带脉起于季胁，约束诸经，对于妇女生理特点有密切关系。但在治疗上仍从整体出发，与内科基本相同，乳部疮疡等外治法亦与外科一致。因此必须注意妇科的特殊性，也必须理解它的一般性，才能更好地运用理法方药。

377. 月经超前

月经周期以一月为准，每月超前六七天以上甚至一月两潮，称为“月经先期”。一般由于嗜食辛辣或肝火偏旺，或感受热邪，血得热而妄行，来时量多，色深红或紫黑成块，质浓稠黏，气带腥臭，伴见心烦易怒，脉象滑数或弦数。治宜凉血清热，用芩连四物汤或清经汤。阴虚内热之体，经期亦多超前，量少色红无块，兼有头眩、失眠，五心烦热，脉象细数，傅青主所谓“火热而水不足”，用两地汤。也有气虚不能摄血，经期超前，量多色淡质薄，腰腿觉软，小腹空坠，淋沥难断，用补气固经丸。此证偶然超前，多作热治，经常超前则有虚有实，并应顾到体质。

芩连四物汤 黄芩 黄连 生地 当归 川芎 白芍

清经汤 丹皮 地骨皮 白芍 熟地 青蒿 茯苓 黄柏

两地汤 生地 地骨皮 玄参 白芍 麦冬 阿胶

补气固经丸 党参 茯苓 白术 黄芪 砂仁

378. 月经延后

每月经期延后六七天以上，多至四五十天，称为“月经后期”。潮时量少，色淡红不浓，伴见头眩、心慌，脉象细弱者，多为冲任血虚，用人参养营汤。亦有冲任虚寒，经常延后，腹痛绵绵，形寒肢冷，经来量少色淡或带黯黑，用胶艾四物汤。

经期素准，偶然延后不至，以受寒和气滞为多。前者如恣啖生冷，或感受凉邪，冲任受寒，瘀血凝结，多见小腹疼痛，经色紫暗夹块，用延胡索散。后者因受气恼，情志郁结，气滞瘀凝，多见腹胀作痛，经色紫红夹块，用调经饮。一般治月经及期不至，常用桃仁、红花、茺蔚子、蒲黄、泽兰等通经，可以斟酌加入，但必须结合原因，不能专仗攻瘀。

假如月经正常而突然后期，有厌食、恶心、嗜眠、虚寒虚热等证状，脉象和缓滑利，须防妊娠，《内经》所谓:“何以知怀子之且生也，身有病而无邪脉也。”

人参养营汤 人参 黄芪 当归 白芍 肉桂 白术 甘草 陈皮 熟地 五味子 茯苓 远志 姜 枣

胶艾四物汤 阿胶 艾叶 熟地 当归 川芎

白芍

延胡索散 延胡索 当归 川芎 乳香 没药 蒲黄 肉桂

调经饮 当归 牛膝 香附 茯苓 青皮 焦山楂

379. 月经先后无定

月经来潮，或先或后，没有定期，前后差错在七天以上的，称为“经行先后无定期”，亦叫“经期紊乱”。多因肝气郁结，影响及肾，经量或多或少，色紫夹块，腹痛腹胀，腰部酸痛，宜舒肝和血，用定经汤。

妇女经断，年龄多在四十八九岁左右，当将断之前，亦先后无定，俗称“经乱”，且有量多如崩者，用滋血汤加减。

定经汤 熟地 当归 白芍 菟丝子 山药 茯苓 荆芥炭 柴胡

滋血汤 人参 黄芪 黄芩 山萸 川芎 熟地

380. 月经不来

月经两三个月不潮，称为“经阻”或“经闭”。主要为血枯和血滞，虽然引起血枯和血滞的原因甚多，在已经形成之后，治以养血和破瘀为主。因血枯而经闭者，形瘦，面色㿠白，心慌气短，头晕眼花，腰背酸软，四肢无力，饮食不香，严重的出现潮热盗汗，两颧泛赤，毛发脱落，干咳咯血，大便溏泄等劳瘵证候，故俗呼为“干血痨”。宜滋补冲任兼调五脏，选用小营煎、劫劳散、大补元煎、龟鹿二仙胶等。血滞经闭者，多腹内胀痛，按之更甚，胸膈满闷，精神抑郁，口干不欲饮，由于恶血不去，新血不生，也能出现眼花眩黑，肌肤枯燥如鱼鳞等虚象，宜活血祛瘀，用泽兰汤、牛膝散、大黄䗪虫丸等。此证虚实悬殊，必须细参脉舌及考虑正气强弱，大概血枯证，脉多虚细而涩，血虚生热，则呈虚数不静，舌质多淡，或尖部娇红，苔薄或无苔。血滞证，脉多沉弦而涩，或沉细而紧，舌质黯红或有紫点。治疗大法，血枯轻者调养肝脾，重者宜滋补肝肾，血滞轻者宜通调血脉，重者始用逐瘀。

女子初次行经后，往往隔数月再至，如无病征，不必治。

个别妇女因禀受特殊，月经经常两月一潮，或三月一潮，也有一年一潮者，称为“并月”、“居经”和“避年”，勿作经闭治疗。

小营煎 当归 熟地 白芍 杞子 山药 炙草 茯神 枣仁

劫劳散 白芍 黄芪 熟地 甘草 当归 沙参 半夏 茯苓 五味子 阿胶

大补元煎 人参 熟地 山药 杞子 山萸 当归 炙草 杜仲

龟鹿二仙胶 龟甲胶 鹿角胶 人参 杞子（成药）

泽兰汤 泽兰 当归 白芍 甘草

牛膝散 牛膝 当归 白芍 桂枝 丹皮 桃仁 延胡 木香

大黄䗪虫丸 大黄 黄芩 甘草 桃仁 杏仁 芍药 生地 干漆 䗪虫 水蛭 蛴螬 虻虫（成药）

381. 经量过多

经量超过正常，或经来日子较多，概称“月经过多”。常见于月经先期证，亦有经净一二日又行。均由血热，可用固经丸。

行经期间，或不在行经期内，大量出血和持续出血不止，称为“崩漏”。崩是言其势急，血流如注；漏是指势较缓而淋沥不止。但漏不止可以转化为崩，崩后亦多有漏的现象，不能绝对划分。形成本证的原因甚多，大概骤然发作的多为阴虚血热，血色深红，伴见烦热虚奋不安，情绪容易激动，睡眠不宁，脉象滑数，用清热固经汤。如若本来体弱和月经量多，因而淋漓不净，多为气不摄血，血色淡红，伴见神疲气短，舌薄而润，脉大而虚，用补中益气汤。凡崩漏日久，不仅营血大亏，气亦随弱，在气虚证更易导致阳虚，故最后多成气血、阴阳并伤，不能单从一方面治疗。同时，崩漏系急证，大失血时能使晕厥虚脱，在治本时必须治标，必要时或以治标为主；本病虽愈，容易复发，血止后仍宜药物调养。《傅青主女科》里关于血崩方剂，有固本止崩汤、加减当归补血汤、清海丸等均可选用。至于本病见于年老妇女和产后体力未复更为严重，妊娠期间出现，常为流产的先兆，均须注意。

固经丸　龟甲　黄柏　樗皮　香附　黄芩　白芍

清热固经汤　龟板　牡蛎　阿胶　生地　地骨皮　焦山栀　黄芩　地榆　棕榈炭　藕节　甘草

补中益气汤　黄芪　党参　白术　当归　甘草　陈皮　升麻　柴胡　姜　枣

固本止崩汤　熟地　白术　黄芪　当归　炮姜　人参

加减当归补血汤　当归　黄芪　三七　桑叶

清海丸　熟地　山萸　山药　丹皮　五味子　麦冬

白术　白芍　龙骨　地骨皮　桑叶　玄参　沙参　石斛

382. 经量过少

经量少于正常，或排血时间短，称为“月经过少”。多见于月经后期证，应考虑体质、病因，不宜因少而随便攻逐。

383. 经行不断

妇女年逾五十，月经当断不断，除与平日无异常者外，经来量多，须防“崩漏”之渐。

384. 经断复行

年老经断复来，所下多紫血块，傅青主认为阴精亏损，龙雷火炎，肝脾不能统藏，用安老汤。

安老汤　人参　黄芪　熟地　白术　当归　山萸　阿胶　荆芥炭　甘草　香附

385. 经色浅淡

经色淡红，多属血虚之征，兼质稀薄者为气血两虚，稀淡如米泔毫无血色者为真阳极虚，但须与其他证状结合。

386. 经色紫黯

经色紫红而黯，须辨质黏稠夹血块者属血热，不黏者属寒，即使夹块亦属寒气凝滞，色黯量少如豆沙者为血虚有寒。

387. 经行夹块

经行夹有凝块，一般均称为“瘀”。瘀证多伴腹痛，下后较舒。因寒凝结者色黯不黏，得温轻减；因热凝结者色多紫红，腹痛拒按。常用治瘀方有芎归汤、桃仁四物汤、当归散等，或用益母膏调服。但经行夹瘀不同于瘀血内结，应以化瘀为主，并须与调经结合，不可专予搜逐。

芎归汤 川芎 当归

桃红四物汤 桃仁 红花 当归 地黄 川芎 芍药

当归散 当归 芍药 刘寄奴 枳壳 延胡 没药

益母膏 益母草 砂糖（成药）

388. 经行腹痛

一般行经期间均有腰腹不舒或轻微酸胀疼痛感觉，这是正常现象。如果每次行经有剧烈腹痛，称为“痛经”，亦称“经痛”。痛经的原因有虚实、寒热、气滞、血瘀，大概痛而拒按为实，痛而喜按为虚；经期落后，喜按为寒，经期超前，不喜按者为热；抽痛、绞痛为寒阻，阵痛、刺痛为血瘀；绵绵作痛为虚，痛而兼坠为气虚，痛而兼胀为气滞。临床上主要分为经前痛、经行痛和经后痛三类。凡是经前三四天多至七八天先觉少腹和小腹胀痛，或牵及胁部和乳房胀满，经行后逐渐消失，属于经前痛。经将行时，小腹急痛，经来涩少不利，量渐多痛亦随减，直至经净完全痛止，属于经行痛。经前和经行时期均无腹痛，经将净时开始小腹作痛，且有下坠感，绵绵隐隐，腰酸疲困，属于经后痛。这三种经痛的部位，都以小腹为主，区别是经前痛多连少腹，痛时作胀；经行痛集中小腹，如绞如刺；经后痛痛不剧烈，感觉下坠。其原因和治法，经前痛和经行痛均由瘀血内结，而经前痛夹有气滞，经行痛夹有寒阻，用调经饮和延胡索散加减，柴胡、乌药、红花、桃仁、炮姜、艾叶、五灵脂等理气、散寒、活血、祛瘀药均可适当采用。经后痛系气血两亏，冲任不能固摄，用胶艾四物汤加黄芪、党参益气，亦可加龙骨、牡蛎、升麻等固涩升提。本病热证较少，即使在经前痛有郁热现象，亦用《万病回春》生血清热方为佳。针灸治疗，实痛取气海、合谷、三阴交，虚痛取肾俞、关元、足三里、三阴交等穴，一般实者用针，虚者用灸。

调经饮　当归　牛膝　香附　茯苓　青皮　焦山楂

延胡索散　延胡　当归　川芎　乳香　没药　蒲黄　肉桂

胶艾四物汤　阿胶　艾叶　熟地　当归　川芎　白芍

生血清热方　当归　川芎　白芍　生地　丹皮　桃仁　红花　木香　香附　延胡　甘草

389. 经行腰痛

经期腰部酸痛，多由体弱肝肾不足，调经方内加杜仲、续断，予以兼顾，不作主证治疗。

390. 经行身痛

多为血虚所致，调经则痛自止。如若身痛拘急夹有风寒者，酌加桂枝、羌活。

391. 经行乳胀

为肝气郁滞，多见于“痛经”证，较重的乳房有块，乳头痛不可触，经净自愈。参阅本门“经行腹痛”条。

392. 经行发热

月经时期，常觉微热，由于气血不和，或气火内郁，可于调经方内少加柴胡和之。如果经闭证经久出现，为血枯劳热。参阅本门“月经不来”条。

393. 经行吐血

每在月经前一二天或正值行经时，吐血盈口，夹有紫块，同时鼻内亦出血，称为“经行吐衄”。由于口鼻出血后，常使月经量少或停止，好像倒行逆上，故俗称“倒经”、“逆经”。多因肝火偏旺，血热妄行，患者往往性情偏急，喜食椒姜辛辣食物。伴见少腹痛，胁胀，头痛，心烦，睡眠不安，脉象弦数，傅青主说：“各经之吐血，由内伤而成，经逆而吐血，乃内溢而激之使然也。其证有绝异而其气逆则一也。”治宜平肝顺气，引血下行，用顺经汤加牛膝。

顺经汤 生地 当归 白芍 丹皮 沙参 荆芥炭

394. 经行便血

每月行经前一、二天，大便下血，因而经量减少，称为“经前便血”，因为经血不循常道，亦称“错经”。多由肝脾肾俱虚引起，伴见面色苍白，头晕眼花，心悸恐慌，气短神倦，腰足酸软，大便溏薄，小便频数，舌质淡红，脉象虚细。用补血汤或顺经两安汤。

补血汤 生熟黄芪 归身 白芍 白术 杜仲 荆芥炭 炮姜炭 贯众炭

顺经两安汤 当归 白芍 熟地 山萸 人参 白术 麦冬 巴戟 荆芥炭 升麻

395. 赤白带下

阴道流出白色粘液，绵绵不断如带，也有量多淋漓，如涕如唾，称为“白带”；如白带中混有血液，赤白分明，称为“赤白带”；单纯淡红稠粘，似血非血，则称“赤带”。此外，还有带青、黄、灰黑和五色杂见的，因有“青带”、“黄带”、“黑带”和“五色带”等名称，比较少见，统称“带下”。本病的发生，主要由于带脉不约，任脉失固，加上脾虚、肝郁等因素，湿浊、湿热之邪下注。辨证论治重在颜色、气臭、清浊方面，凡带下色白，粘腻稀薄，秽气不重，伴见腰酸神疲，食欲不振，不耐劳动，劳动后白带更多，多属脾虚湿浊，用完带汤。带下赤色或赤白相杂，质稠黏，有腥臭，伴见口干口苦，小便色黄，在月经前后带下较多，多属肝郁湿热，用加减逍遥散和清肝止淋汤。

老年或先天不足，病后体弱的妇女，带下清稀如注，腰冷酸重，四肢不温，头晕目花，脉沉微弱，称为“白崩”，系奇经极虚，必须峻补，用内补丸。

完带汤 苍术 白术 山药 人参 白芍 陈皮 甘草 荆芥炭 柴胡 车前子

加减逍遥散 白芍 柴胡 茵陈 茯苓 甘草 陈皮 山栀

清肝止淋汤 白芍 当归 生地 阿胶 丹皮 黄

柏　牛膝　香附　黑豆　枣

内补丸　鹿茸　菟丝子　沙苑子　黄芪　肉桂　紫菀　桑螵蛸　苁蓉　附子　白蒺藜

396. 怀孕流血

怀孕期阴道出血，点滴而下，称为“胎漏”。这种出血时有时无，没有规则，除稍有疲乏外，无其他病征。但流血不止，能使胎动不安，或觉胎坠，小便频数。由于气血虚弱，冲任不能约制，用助气补漏汤，并宜休养，防止增多。

助气补漏汤　人参　白术　黄芩　生地　益母草　续断　甘草

397. 怀孕呕恶

怀孕二三月时，厌进饮食，喜择酸咸食品，恶心呕吐，称做“恶阻”，为妊娠早期证状之一。系受胎气影响，三个月后自然消失，一般不予治疗。严重者，呕吐频作，精神困乏，用橘皮竹茹汤缓缓呷饮。半夏有动胎之说，但前人于胎前病多用之，现在亦经常使用，未见不良反应。

橘皮竹茹汤　人参　陈皮　竹茹　半夏　麦冬　赤苓　枇杷叶　姜　枣

398. 怀孕腹痛

怀孕腹痛，称为“胞阻”。《金匮要略》指出:“妇人妊娠六七月，脉弦发热，其胎愈胀，腹痛恶寒者，少腹如扇，所以然者，子脏开故也，当以附子汤温其脏。”又说:“假令妊娠腹中痛，为胞阻，胶艾汤主之。”

又:“妇人怀孕腹中疠痛，当归芍药散主之。”说明妊娠腹痛有子宫虚寒和气郁、血亏等原因，但一般均以调气安胎为主，用逍遥散加减，不宜过用辛温香燥等行血耗气之药，以免损伤胎元。

附子汤 附子 茯苓 人参 白术 白芍

胶艾汤 阿胶 艾叶 川芎 地黄 白芍 甘草

当归芍药散 当归 白芍 川芎 白术 茯苓 泽泻

逍遥散 当归 白芍 柴胡 白术 茯苓 甘草 薄荷 姜

399. 怀孕浮肿

怀孕五至七月间，先两足肿，渐至头面遍身俱肿，称为“子肿”。以脾肺气虚为主因，气不化湿，浸渍肌肉，用全生白术散。《千金要方》有鲤鱼汤法，用白术五钱，茯苓四钱，当归、白芍各三钱，研粗末，再用鲤鱼一尾去鳞肠煮汁，每汁二盏，入药末五钱，加橘皮少许，生姜七片，煎服。

全生白术散 白术 生姜皮 大腹皮 茯苓皮 陈皮

400. 怀孕胀闷

怀孕胸膈满闷，两胁胀滞，胎动不安，称为“子悬”。由情志忧郁，痰气壅塞，用紫苏饮。傅青主从肝脾治疗，用解郁汤，可参酌加减。

紫苏饮 苏叶 大腹皮 当归 白芍 川芎 陈皮 人参 甘草

解郁汤 人参 白术 茯苓 当归 白芍 枳壳

砂仁　山栀　薄荷

401. 怀孕咳嗽

怀孕咳嗽，称为“子嗽”，因胎火上逆，肺失清肃，用百合散。

百合散　百合　紫菀　麦冬　桔梗　桑皮　甘草　竹茹

402. 怀孕烦躁

怀孕后，烦躁不安，心惊胆怯，称为“子烦”。因心气不畅，胎热上扰。须分有痰无痰治疗，无痰者宜清热除烦，用加味竹叶汤；有痰者加入天竹黄、橘红。

加味竹叶汤　人参　黄芩　竹叶　麦冬　赤苓　粳米

403. 怀孕抽搐

怀孕六七月后，或正当分娩时，忽然四肢抽搐，紧闭，目睛直视，不省人事，甚至全身痉挛，角弓反张。少时自省，反复发作，类似癫痫，称为“子痫”。主要由于阴血不足，虚风内动，宜斟酌轻重，用钩藤汤、羚羊角散。本病在妊娠疾患中相当严重，如果发病较重，经过时间较长，发作频繁的，可以引起孕妇和胎儿死亡。但在发病以前，一般都有头痛眩晕，全身疲劳，心悸气短，恶心呕吐，中脘胀满等先兆，可供诊断和预防。

钩藤汤　钩藤　当归　茯苓　人参　桔梗　桑寄生

羚羊角散　羚羊角　独活　防风　钩藤　当归　枣仁　茯神　杏仁　五加皮　苡仁　木香　枣

404. 怀孕晕仆

怀孕目昏晕厥，口噤不能言，称为“子晕”。多由肝阳夹痰浊上逆，用桑菊黄芩汤加半夏、枳壳、竹茹。

桑菊黄芩汤 桑叶 菊花 黄芩 白芍 甘草 钩藤 蔓荆子 石决明

405. 怀孕音哑

怀孕音哑无声，称为“子瘖”。《内经》上说：“人有重身，九月而瘖，此胞络脉绝也。胞络脉系于肾，少阴脉贯肾系舌本，当十月复。”故此证可以不治，治时宜助肺肾之气以养胎，用生脉散煎汤送服六味地黄丸，慎勿宣窍开发。

生脉散 人参 麦冬 五味子

六味地黄丸 熟地 山萸 山药 丹皮 茯苓 泽泻

406. 怀孕小便不利

怀孕小便不利有两种：一种小便频数，点滴而下，溺时涩痛，称为“子淋”，多因胎火和湿热相结，虽与一般淋证相似，但治疗时，不宜过于通利，防止损伤胎气，引起小产，宜清润利尿，用子淋汤。另一种怀孕七八月时，饮食如常，小便不通，小腹胀急，心烦不能安卧，称为“转胞”，亦以湿热下注为多，用三补丸。也有胎气下坠，压迫膀胱，小便癃闭不通，常因饱食用力或忍尿持重引起，治宜升举，用举胎四物汤。朱丹溪尝用参术饮，服后探吐，以提其气，系急救的一法。

子淋汤 生地 阿胶 黄芩 山栀 木通 甘草

三补丸 黄连 黄芩 黄柏 滑石

举胎四物汤 当归 白芍 熟地 川芎 人参 白术 陈皮 升麻

参术饮 人参 白术 陈皮 甘草 半夏 熟地 当归 白芍 川芎 姜 枣

407. 怀孕下痢

怀孕痢下赤白粘冻，腹痛阵作，极易引起小产，为严重证候之一，不同于一般治法。《张氏医通》指出：孕痢有三禁五审。一禁荡涤肠胃，使胎气下坠；二禁渗利膀胱，使阴液脱亡；三禁兜涩滞气，使后重转加。一审饮食之进不进；二审溲之通不通；三审腹之痛不痛；四审后之重不重；五审身之热不热。并认为五审既明，三禁勿犯，然后察其积之稠不稠，色之鲜不鲜，分别处理。所用方剂有举元煎、厚朴汤、朴姜参甘半夏汤、芩芍汤、香连丸、三物胶艾汤、驻车丸等，可审证选用。

举元煎 人参 黄芪 白术 甘草 升麻 姜 枣

厚朴汤 厚朴 陈皮 白术 甘草 枳实 半夏曲 姜 枣

朴姜参甘半夏汤 厚朴 人参 甘草 半夏 姜 枣

芩芍汤 黄芩 白芍 甘草

香连丸 黄连 木香

三物胶艾汤 阿胶 艾叶 石榴皮

驻车丸 黄连 阿胶 当归 干姜

408. 胎动不安

胎动有下坠感，或轻度腰酸腹痛，以及少量阴道出血，均属胎动不安范围。如若持续发作，出血增多，可以引起流产。一般均作胎热治，用安胎散加减。

母病胎不得养，亦能使胎动不安，但治母病，胎自安宁。

安胎散 生地 白芍 当归 川芎 阿胶 艾叶 黄芪 甘草 地榆 姜 枣

409. 堕 胎

怀孕三个月内，胎儿尚未成形而堕下，称为“堕胎”。三个月以外，已经成形而堕下者，称为“小产”，亦叫“半产”。如在堕胎或小产之后，下次受孕仍如期堕下者，称为“滑胎”。堕胎和小产的原因甚多，有因气虚不能摄胎者，伴有畏寒腹痛，用黄芪补气汤。有因血热胎不固者，伴有口渴烦躁，大便干结，用加减四物汤。也有因跌仆闪挫伤胎者，用理气散瘀汤，有因不戒房事伤胎者，用固气填精汤。凡在胎堕之前，一般均有胎动、腹痛、流血证状，必须及时安胎，若见腰酸胀坠，大多难保，应嘱早作准备。经常滑胎者，受孕后应好好休养，适当地给予药物调补。

黄芪补气汤 黄芪 当归 肉桂

加减四物汤 熟地 白芍 当归 川芎 山栀 山萸 山药 丹皮

理气散瘀汤 人参 黄芪 当归 茯苓 红花 丹皮 炮姜炭

固气填精汤 人参 黄芪 白术 熟地 当归 三七 荆芥炭

410. 产后瘀血

生产后，胞宫内遗留的瘀血和浆水，称做“恶露”，必须排出体外。否则血停成瘀，最易遗留腹痛、症瘕等证，民间习惯在产后用益母草和赤砂糖煎饮，有其一定的意义。恶露不下的原因，或因气滞，或因受寒，用生化汤或牛膝散加减。

产后二十天内，恶露应尽，如果逾期不断，一般称为“恶露不绝”。但也有恶露已尽，因气虚不能摄血而淋沥不止，其特征为色淡、无腥气，腰酸，时觉少腹下坠，精神倦怠，目眩眼花，舌质淡，脉缓弱或虚细，用升举大补汤。延久不止，可以致成“血崩”。

生化汤　当归　川芎　桃仁　炮姜　炙草　黄酒　童便

牛膝散　川牛膝　肉桂　赤芍　桃仁　当归　木香　丹皮

升举大补汤　黄芪　人参　白术　甘草　当归　熟地　麦冬　川芎　陈皮　升麻　白芷　黄连　荆芥炭

411. 产后腹痛

产后腹痛，以恶露涩少，瘀血内积为多，俗称“儿枕痛”，用失笑散。傅青主曾说:“血活则瘀自除，血结则瘀作祟，若不补血而反败血，虽瘀血可消，毕竟耗损难免。不若补血之中以行逐瘀之法，则气血不耗而瘀亦尽消矣。”可用散结定疼汤。如因亡血过多，血室空虚而腹痛，多兼寒象，痛时绵绵隐隐，得温轻减，用当归生姜羊肉汤，以鹿角胶或阿胶代替羊肉亦佳。

失笑散　蒲黄　五灵脂

散结定疼汤 当归 川芎 丹皮 益母草 荆芥炭 乳香 焦山楂 桃仁

当归生姜羊肉汤 当归 生姜 羊肉

412. 产后眩晕

产后忽然头晕，目眩眼花，不能起坐，或心中闷满，恶心呕吐，甚至口噤神昏，不省人事，称为“郁冒”。系产后严重证候之一，不及时抢救，能致暴脱。主要由于心肝血虚，神无所守，急用银针刺眉心出血，煎服当归补血汤。也有因瘀血上冲，心神迷乱者，俗称“血晕”，急用独行散二钱温酒调服。此时一虚一实，治疗大有出入，必须明辨：虚证恶露必多，先有心悸愦闷，晕时口开、手撒、肢冷，冷汗淋漓，脉大而空或微细欲绝；实证恶露必少，先有腹痛，心下急满，气粗喘促，晕时口噤，两手握拳。

当归补血汤 黄芪 当归

独行散 五灵脂 半生半炒为末。

413. 产后发热

产后血虚多汗，易受外邪，引发寒热，宜标本兼顾，用竹叶汤。此证因血虚百脉失养，再加风邪侵袭，经络拘急，极易转变四肢抽搐，项背强直，甚至口噤不开，角弓反张，《金匮要略》所谓：“新产血虚多汗出，喜中风，故令病痉。”用滋荣活络汤。

血虚生热，亦能引起发热。其证候为身微热，自汗、头晕、耳鸣、心悸，舌质淡，脉大而芤。久不愈，则形体消瘦，午后热加，兼见盗汗、颧红、干咳，成为劳损，称为“蓐劳”，用地骨皮饮加减。验方有母鸡汤和猪腰汤调养方法，法用母鸡一只熬清汁，当归、熟地、黄芪、白术、肉桂各三钱研粗末，每用鸡汁一碗煎药末四钱，日服三次。或用当归、白芍酒炒各一两，煎汤去渣，将猪腰一对切如骰子大，粳米一合，香豉一钱，葱、姜、盐少许，同煮食。

竹叶汤 竹叶 葛根 防风 桔梗 桂枝 人参 甘草 姜 枣

滋荣活络汤 川芎 当归 熟地 人参 黄芪 茯神 天麻 炙草 陈皮 荆芥 防风 羌活 黄连

地骨皮饮 熟地 当归 川芎 白芍 地骨皮 丹皮

414. 产后便秘

《金匮要略》上说："新产妇人有三病，一者病痉，二者病郁冒，三者大便难。"总的原因，多由血虚。血虚津液亏损，不能濡润肠道，大便秘结，为产后常见证状。治宜润下为主，在养血方内加麻仁、柏子仁之类。

415. 产后小便频数

产后小便次数增多，甚至日夜数十次，并有不能控制、淋漓自遗的，多因气血亏损，宜滋补固涩，用固脬汤。

固脬汤 桑螵蛸 黄芪 沙苑子 山萸 当归 茯神 益母子 白芍 升麻 羊脬一具煎汤代水。

416. 产后乳汁少

产后乳汁少或全无乳汁，乳房无胀痛感者，属气血虚弱不能生化，用通乳丹。如若乳房胀痛，按之木硬，乳汁涩少，为气结乳络不畅，治宜疏利，用涌泉散。胀痛而引起低热者，应去猪蹄加柴胡、蒲公英。

通乳丹 党参 黄芪 当归 枣仁 木通 桔梗 猪蹄

涌泉散 王不留行 丁香 漏芦 天花粉 僵蚕 穿山甲 等分为末，每服四钱，用猪蹄煮汁送下。

417. 不 孕

妇女结婚二年以上，男子无病而不生育，或已生育一二胎而又数年不再生育的，均称为“不孕证”。不孕的原因，有属先天性的，有属后天病理的。后天性的又有虚寒、痰湿、郁热几种。虚寒不孕，由于月经期摄养不慎，过食生冷，当风取凉，久坐湿地，风冷乘袭胞宫，常伴腹冷时痛，经期错后，色淡量少，性欲减退，腰腿酸软，脉象沉弱或沉涩，用艾附暖宫丸、毓麟珠、温胞饮。痰湿不孕，多见于身体肥胖，嗜食厚味，白带稠黏且多，月经色淡，用启宫丸。郁热不孕的，多因肝气郁结，气郁化火，或血虚生热，伏于冲任，多见于瘦弱之体，胸胁胀满，头晕目眩，掌心发热，月经先后无定，或量少色紫，脉细弦数，用开郁种玉汤或清骨滋肾汤。

艾附暖宫丸 艾叶 香附 当归 续断 吴茱萸 川芎 白芍 黄芪 生地 肉桂

毓麟珠 白术 茯苓 白芍 川芎 炙草 当归 熟地 菟丝子 杜仲 鹿角霜 川椒

温胞饮 白术 巴戟 人参 杜仲 菟丝子 山药 芡实 肉桂 附子 补骨脂

启宫丸 半夏 苍术 香附 六神曲 茯苓 陈皮

川芎

开郁种玉汤 当归 白芍 白术 茯苓 丹皮 香附 天花粉

清骨滋肾汤 地骨皮 丹皮 麦冬 玄参 沙参 白术 石斛 五味子

附录：辨证论治浅说

辨证论治，既是中医治病的过程，也是中医治病的根本方法。概括地说，辨证论治的内容，包括有理、法、方、药一套法则。要正确地使用这些方法，应有一定的理论水平，并具备多方面的基本知识作为基础。本书对于每一常见证状提供了一些参考资料，当然是不全面的，尤其在临证时还要根据具体情况灵活运用。因此，再就辨证论治来谈谈它的精神和实质，及具体运用的初步意见。

一

先从“证”字谈起。证字的正写应作“證”，证和證本来两个字，训诂不同，习惯上多因简化借用，兹亦依照一般习惯，以证代證。也有写作“症”字，系“證”字的俗写，在《康熙字典》里没有这字，《辞海》注为“證，俗字”。可见目前中医所用的“證”、“证”和“症”，实际上是一个字和一个意义，正写应作“證”，简写可作“证”，也能俗写作“症”。有认为证指证候，症指症状，把它们区别起来是没有根据的，而且在探讨文献时会发生错觉。至于证的字义，在医学上只是代表临床表现，一般对单独的证称为证状，由几个证状综合成一个病证时称为证候。比如头痛是证状，若与发热、身痛及脉浮等结合起来，便为外感证候。临床上从多种证状加以分析综合，探讨病因，确定证候，正像审理案件一样，必须搜集证件，摸清底情，然后给予适当的处理。所以辨证是如何去认识疾病，论治是怎样来确定治疗，为中医理论在临床实践中的具体运用和体现。其中有理论，有法则，联系到方剂和药物，这四个内容，密切结合，不可缺一，缺少任何一项，便不可能正确。同时，辨证论治是根据全面证状通过四诊八纲的分析综合，以探求疾病的发生和发展规律，从而拟出治疗的方针，给以适当的治疗。如果不深入地辨别证状或将证状孤立起来，便无法看到疾病的本质作出正确的结论，从而治法和处方用药也不可能中肯。

为了临床上便于掌握运用辨证论治这一法则，试拟图表1如下，愿意提供商讨。

使用这图表的方法是，每一个病都有主证，在听取病人主诉和了解一般病情之后，首先抓住主证进行询问。问的时候心中要有打算，就是为什么要这样问？这样问的目的是什么？然后把得到的材料进行全面研究，作出初步印象。当然这不是肯定的，可能还会否定。其次，将病人所述和所要了解的兼证包括脉、舌、气色等进行辨别，辨别兼证应与主证同样地细致询问，作出一个初步印象。然后再把两方面的初步印象结合起来，作出总的诊断，即是证候。这两方面的初步印象，可能有些是统一的，有些是不能统一的，但哪些是主，哪些是次，可以清楚地看到。这是第一步。根据诊断定出治疗方针，就是治法。这里所确定的治法，仅仅是一个原则，依据它来处方，还需要从病的轻重、禁忌和患者体

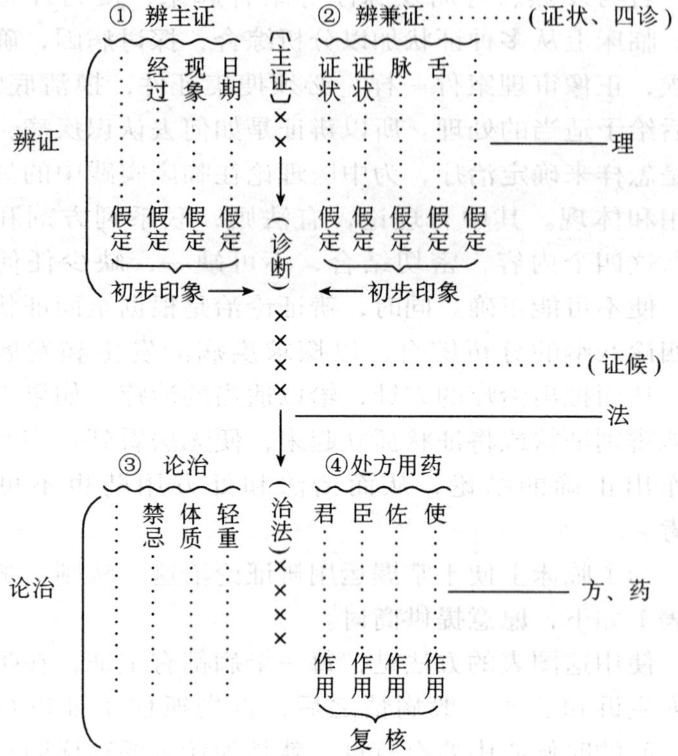

图表1

质及服药经过等加以考虑，便是论治的阶段了。这是第二步。从论治的结果选方用药，分别君、臣、佐、使拟出处方，这是第三步。到此，已完成了辨证论治，也就是从诊断到治疗一个疾病的全部过程。这三个步骤，第一步是理，第二步是法，第三步是方药，所以说辨证论治是以理法方药作为基础的。

应当说明几个问题：①把主证弄清楚，可以得到一个初步印象。但单凭主证是不够的，必须进一步观察兼证包括脉舌在内，看它和主证有没有联系，如果从主证产生的就证实了初步印象的正确性，否则需要重新考虑。比如突然发热多为外感，外感多有怕冷，如果问得病人有怕冷的证状，主证的初步印象便为感冒风寒。再看兼证，有喉痒、鼻塞、咳嗽等，便可确诊感冒风寒在肺。假如突然怕冷发热，伴有呕吐，腹泻等兼证，便要考虑到肠胃受寒或饮食损伤等原因。如果诊断肠胃受寒？辨兼证时，应有呕吐清水、下利清谷、胃痛、腹痛、肠鸣、舌苔薄白、口不渴等现象。如何诊断为伤食？应有呕吐酸腐，泻下臭秽，胸腹胀满，呕泻后反见轻松，口腻、舌苔厚腻等现象。所以辨证是细致的，逐步深入的，主要是全面地分析归纳。②根据辨证的结果来论治，首先也是抓住主证，从发病的主要原因定出主要治法，再照顾其他兼证。照顾兼证时在主治上适当地照顾，离开了主治而随证用药，便会迷失方向，使处方散漫杂乱。③辨证是根据病情的变化随时改变的，不是一个病通过第一次辨证后就作为定案。在急性病上可能今天和昨天的辨证结果完全两样，如发热证昨天怕冷无汗，今天汗出不怕冷反恶热，一个是表证，一个是里证了。当然有些慢性顽固性病证没有多大变化，也就无须每天再辨再论。然而病情总是在变化的，如果经过一个时期已有好转或疗效不明显，仍该反复审察，不能因为有效或平稳而强调“效不更方”。④怎样来抓主证？一般以全身证状，或特别严重的证状，或病人最感痛苦的证状为标准，例如发热、发疹、神志昏迷、大失血以及浮肿、泻痢、腹痛等都能作为主证。一个病的主证不是固定的，随着病情变化来决定，比如外感发热咳嗽，以发热为主证，热退咳嗽不止，就以咳嗽为主证。倘然误以兼证当作主证，只要辨证正确，也能得出同样的结论。如外感发热咳嗽，不以发热为主证而以咳嗽为主证，在辨咳嗽时见到喉痒、咯痰薄白，辨兼证时发现寒热、头胀、鼻塞、脉浮滑数、舌苔薄白等，其最后结论，自然会诊断是外感，治法着重解表，同时也能认识到应以发热为主证。当然这不等于说辨证时任意抓一证状为主证，而是说在不同的看法上可能提出认为重要的不同主证。关键在于辨证是全面的，只要看到全面不把证状孤立起来，同样能得出一致的诊断结果。

临床上只要有证状能辨，不怕证状多，也不怕证状复杂，均能使用这方法，如果真的无一证状，那就根本谈不到辨了。没有证状能不能从四诊来辨呢？当然也可以，前人有切脉以决死生，并有舍证从脉的说法。但舍证不等于没有证状，主要是在脉证矛盾的情况下取决于脉诊，所以同样地也有舍脉从证的说法。这说明了四诊是中医的诊断方法，必须互相结合，尤其应与证状结合，片面地强调任何一方面，都是不恰当的。正因为此，必须经过这样的辨证，才能得出比较明确的诊断，还能根据病情的发展趋向作出预后的判断。当已经处方以后，再对主证和兼证复核一遍，可以更清楚地看到是否用药细腻熨贴。（见图表2、图表3）兹举具体运用这一方法的两个病例说明如下，这两个病例有共同的地方也有特殊的地方，可作对比。

例一，李某，女，五十一岁。肾炎；例二，田某，女，六十五岁。肺炎。同是女性，年龄都比较大，同样以发热为主证，发热日期相同，并且发热的时间同在下午，热度均在38℃～39℃之间。经过诊察，例一的肾炎病人，浮肿不明显，仅面部有些虚浮，发热前有形寒，汗出后，逐渐热降而不清，兼有恶心，甚则呕吐，口不作渴，小溲黄赤。例二的肺炎病人，炎症基本上已见好转，只有轻微咳嗽，吐黏痰，热前不觉冷，热时口渴引饮，汗出甚多，热随退清，兼有腰痛甚剧。脉舌方面，例一脉象滑数，舌质稍绛，苔白腻；例二脉细数带弦，舌苔前半光剥，根薄黄。了解病情以后，使用下面的图表进行分析研究，得到的结论是：例一肾炎病人的发热，为外邪传里，成为湿遏热伏现象，与湿温证的邪蕴中焦不能透泄相似。例二肺炎病人的发热，可能也由外邪引起，但已无表证，并且津液大伤，形成阴虚内热，与肺痨后期的气阴两伤相似。总的说来，肾炎病人的发热是实证，肺炎病人的发热是虚证，治法处方完全不同。

应当指出，肾炎和肺炎是西医诊断的病名，用中医的辨证论治方法，必须根据中医理法，客观地依据现实证状全面地进行分析。如果主观地先入为主，难免会感到这样的肾炎为什么能引起发热，及为什么肺炎消失后发热不退，就很难下手了。同时，使用这类图表来辨证论治，主要是说明如何从主证结合兼证；如何从初步印象进一步作出确诊；如何从病因、病机定出治法；如何针对治法处方用药。有了这样一个格式，遇到复杂疑难的病证，可以作为分析研究的依据。至于简单的病证，虽然在辨证程序上不必如此复杂，但是心中盘算的方法还是一样的。因为只有通过全面地考虑，才能作出正确的处方，并能看到别人的处方是否正确。比如一个伤风病例，男孩三岁半，发热（38.5℃）无汗，已有四日，日夜作咳，声音不爽，脉象滑数，舌苔薄腻，饮食二便正常。这是常见的证候，不难诊断为风寒郁于上焦，肺气不能宣透，不曾化热传里，也没有肠胃食滞兼证，用

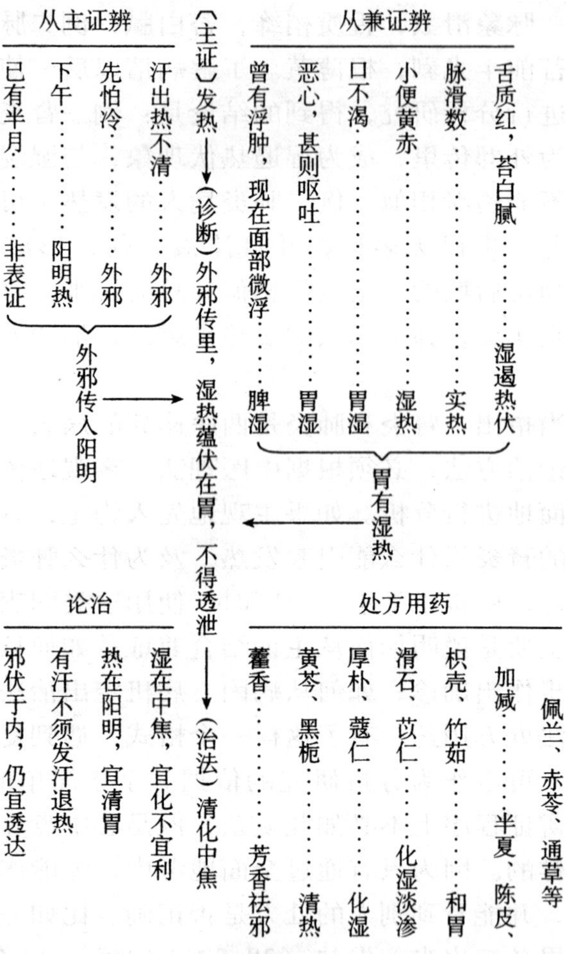
从主证辨
汗出热不清……外邪
先怕冷……外邪
下午……阳明热
已有半月……非表证
外邪传入阳明
（主证）发热
（诊断）外邪传里，湿热蕴伏在胃，不得透泄
（治法）清化中焦
从兼证辨
舌质红，苔白腻……湿遏热伏
脉滑数……实热
小便黄赤……湿热
口不渴……胃湿
恶心，甚则呕吐……胃湿
曾有浮肿，现在面部微浮……脾湿
胃有湿热
论治
湿在中焦，宜化不宜利
热在阳明，宜清胃
有汗不须发汗退热
邪伏于内，仍宜透达
处方用药
加减……半夏、陈皮、佩兰、赤苓、通草等
枳壳、竹茹……和胃
滑石、苡仁……化湿淡渗
厚朴、蔻仁……化湿
黄芩、黑栀……清热
藿香……芳香祛邪

图表2

从兼证辨

- 舌光剥，根薄黄……津液耗伤
- 脉细数带弦……阴虚肝旺
- 腰痛……肾阴虚
- 口渴引饮……胃热
- 现在咳嗽痰黏不多……肺有痰热
- 曾有咳喘胸痛……外邪伤肺

→ 肺有痰热　木火刑金　阴虚液涸

从主证辨

- 汗出甚多，热渐退清……虚热
- 热前不冷……温邪
- 下午……阳明热
- 已有半月……非表证

→ 温邪内恋伤正

〔主证〕发热→〔诊断〕温邪消烁肺胃津液，阴虚肝旺，痰热内恋→〔主治〕滋阴退蒸

处方议药

- 生地、鳖甲……滋阴
- 石斛、沙参、麦冬……养肺胃津液
- 川贝母……清热痰
- 地骨皮、白薇……退蒸
- 加减……天花粉、杏仁、马兜铃、枇杷叶、黑山栀、芦根等

论治

- 痰热，宜清肺化痰
- 汗多，不可发汗劫液
- 阴伤津涸，宜滋肾养胃

图表3

先辨主证

- 病起四天……表证
- 无汗……风寒
- 按：小孩不识怕冷及四肢酸痛等，无法问明

外感风寒→

〔主证〕发热→〔诊断〕感冒风寒，邪郁于肺→〔治法〕宣透上焦

←邪郁于肺

次辨兼证

- 咳嗽频繁……邪在肺
- 咯痰不爽……肺气不宣
- 脉滑数……痰热
- 舌苔薄白……表邪
- 按：饮食二便正常，说明无肠胃证

论治

- 无汗当予发汗
- 咳不爽，宜宣肺豁痰
- 热在表，不需清里

处方用药

- 荆芥、防风……祛风发汗
- 桑叶、菊花……清风热
- 银花、连翘、芦根……清里热
- 大青叶……清血解毒
- 紫菀……温肺化痰
- 半夏、陈皮……化湿痰
- 桔梗、甘草、杏仁、象贝……宣化风痰

复核（不尽符合证候）

图表4

了三拗汤加蝉衣、牛蒡、桔梗、橘红、胖大海，一服即得微汗，热退咳稀。但以前服过中药三剂，最后的一张药方，用的是桑叶、菊花、荆芥、防风、银花、连翘、桔梗、甘草、杏仁、象贝、半夏、陈皮、紫菀、大青叶、芦根等多至十五味，便觉有些夹杂。倘要说明这问题，也可用以上方法来分析（见图表4）。

在表内可以看到辨证为了确诊，论治为了处方用药，理法方药是一贯的。也说明了辨证重要，论治也重要，证必须辨，治必须论，而处方用药仍要斟酌审慎。喻嘉言强调“先议病，后议药”，议病就是辨证，议药就是论治，不论病和药必须通过“议”，也就是“辨”和“论”始终不能偏废。

二

懂得了辨证论治方法之后，还要进一步理解为什么要辨、为什么要论。不把这个根本问题解决，不可能做得深入细致。先谈辨证：

辨证的主要依据是证状，证状是内脏病变的反映，有些证状相同而内脏的病变不同。比如发热是个常见的证状，外感有发热，内伤也有发热；外感还有伤寒、温病等发热，内伤亦有肺病和肝病等发热，这就需要仔细辨证，加以区分了。如何来辨？有一定的步骤。先从发热本身来辨，怕冷不怕冷，汗出不汗出，汗出后热退不退，退得清不清，是否整天发热，上下午有没有差别，或者只有午后发热，或者一天有好几次不规则的发热，发热高不高或是低热不明显等等。这许多不同的情况包括外感、内伤和其他发病的原因，首先把它辨清楚，可以得到一个初步印象。进一步与兼证联系，有没有头痛，身痛，烦热，手心热，口干，渴欲饮水，以及有没有颧红、足冷、鼻塞、咳嗽、呕吐、腹泻，汗出形寒，神识昏迷，项背强直，手足抽动，再结合脉象、舌苔、面色和发病新久等。通过多方面的诊察，才能有深一层的认识，作出正确的诊断和治法。很明显，就上面所举发热有关的一些证状，包括了多种不同证候。如：

发热，怕冷，头痛，全身疼痛，无汗，脉象浮紧而数——伤寒初期太阳证；

发热，汗出后不怕冷反恶热，口渴引饮喜凉，舌苔黄腻，脉大滑数——伤寒阳明证；

发热，怕冷，一天反复发作，呕恶，口苦，脉象弦数——伤寒少阳证；

发热，日晡更剧，汗出蒸蒸，腹胀，便秘，舌苔黄腻干糙——伤寒胃实证；

发热，怕冷，头痛，汗出，口干，咳嗽，脉象浮数——风温证；

发热，口干，烦躁，神识昏迷，舌尖红绛——温病热入心包证；

发热，口燥，神糊谵语，手足抽搐，脉象细数——温病痉厥证；

发热，怕冷，头痛，项背强直，角弓反张，脉象弦紧——痉病；

发热，足冷，口干不欲饮，胸闷呕恶，小便短黄，面色晦滞，舌苔黄腻——湿温证；

发热，怕冷，头痛，鼻塞，咳嗽，舌苔薄白——伤风感冒证；

发热，脘腹胀痛，呕吐酸腐，泄泻，舌苔厚腻——伤食证；

发热，多在午后，气短，干咳，痰黏带血，多汗，脉象虚细而数——肺脏气阴两虚证；

发热，多在午后，热不甚，手足心热，盗汗，颧红，脉象细数——肝肾阴虚证；

发热，大汗出，热退反恶寒，四肢急，脉浮无力——亡阳证。

从上面所举的证候来看，有些证候本属表证或寒证，但因一二证状的出入，便转变为里证或热证。由此可见，辨证的意义和辨证必须细致的重要性了。

辨证明确，然后论治，论治仍然是复杂而又细致的。也可分两个步骤：先定大法，如表证用汗法，热证用清法；再结合具体情况，表证属风寒的，用辛温发汗，属风热的，用辛凉发汗；热证在胃，热而不实用清胃，热而且实用泻下。依照这方法来处理上列发热证候，就有：

辛温发汗法（太阳证）
辛寒清胃法（阳明证）
和解枢机法（少阳证）
清热攻下法（胃实证）
辛凉解表法（风温证）
清营开窍法（热入心包证）
凉血熄风法（痉厥证）
生津解肌法（痉病）
清化湿热法（湿温证）
宣肺祛风法（伤风证）
消导和中法（伤食证）
清养肺阴法（肺脏气阴两虚证）
滋阴退蒸法（肝肾阴虚证）

回阳固表法（亡阳证）

有了明确的治疗原则，选方用药便有方向。但是处方有轻有重，还须视病情的程度和患者年龄、体质等来决定，所以同一病证的处方，往往因人而异。不过应该指出，治疗方针是一致的。中医有那么多的药物和方剂，很难对同一病证限制用哪些方药，只要治疗方针一致，基本上没有什么分歧。从处方用药本身来说，有七方、十剂和君臣佐使等一套法则，主要是针对病因、病位和证状。病因和病位是发病的根源，证状是病变的现象，根源消除后，证状自然消失。所以诊断时重视全面证状，处方时又重视治法而不从证状一一用药，《内经》所谓"治病必求其本"。但是病人的痛苦和精神威胁，往往随着证状的轻重和增减而转移，因此，对某些证状亦有适当照顾的必要。如大失血或剧烈腹痛时，有时以止血、镇痛为急务。不过无论一般的或以急救为目的的，使用方药时仍从部位和原因考虑。所以总的说来，从病位、病因结合证状，是一般处方用药的根据。例如感冒是肺受风邪，那么病位在肺，病因为风，治疗的方针便是宣肺祛风。感冒的证状，可以出现恶风，发热，有汗或无汗，头痛，全身疼痛，音嘎，喉痒，咳嗽，痰多或痰少，痰爽或不爽，鼻塞流涕，口干或不干，舌苔或薄或厚等等。处方用药时在宣肺祛风的原则下，可以适当照顾证状。常用的宣肺祛风药有荆芥、防风、薄荷、麻黄、紫苏、豆豉、桑叶一类，这些药的性质，有偏温偏凉，要根据不同病因（如风寒、风温等）使用，总之是从肺脏来疏邪解表。故用了这些药后，对于恶风、无汗证状不再考虑，相反地对有汗的应适当控制。也由于一般汗多后恶风消失，发热随解，对低热亦少考虑，只在热势较重或有化热内传倾向时，才用焦山栀、连翘、银花、黄芩、青蒿等清热。其他对个别证状的有效药，如菊花、蔓荆子治头痛，秦艽、羌活、桑枝、丝瓜络治身痛，蝉衣、胖大海治音嗄喉痒，杏仁、象贝、半夏、陈皮治咳痰，牛蒡、桔梗治痰不爽，苍耳子、辛夷治鼻塞流涕，瓜蒌皮、芦根治口干等，并不都用，用时亦看程度酌加，尤其一种药能照顾几个方面时，也不要叠床架屋地见一证用一药。正因为治疗感冒的基本法则为宣肺祛风，随着证状加入的药物必须符合这一原则，这样，就还有很多退热、止咳、化痰、止渴和治疗头痛、身痛的药物，不在选用之列。不难理解，治疗感冒的成方，如葱豉汤只用葱白、豆豉，三拗汤只用麻黄、杏仁、甘草，银翘散和杏苏散比较复杂，二陈汤和苍耳子散等本来不治感冒，也经常引用，这些方剂之所以繁简及结合，便是这个道理。如果弱不禁风，经常容易感冒，或者感冒后纠缠不清，较长时期不愈，就须考虑到体力衰弱的一面。前人对外感也用过人参（如参苏饮）和黄芪、白术（如玉屏风散），但毕竟不是一种常法。

处方用药必须分清主次，主要是将直接发病的主因作为原始病因。在疾病过程中原始病因不是一成不变的，并且往往因其他关系而改变其地位，这就不能机械地以原始病因为主因。中医所说的病因，与病机有密切关系，一方面从主因来观察病机，另一方面又从病机来确定病因。倘然强调主因不顾其他，不仅处方用药呆板，有时还会造成过失。例如痰饮的形成，轻的由于脾阳虚，严重的由于肾阳虚，因有外饮治脾、内饮治肾的说法。但是其主因究竟是痰饮呢，还是脾肾阳虚？怎样来确定治疗原则呢？了解了病因和病机的关系，便不难理解痰饮从脾肾阳虚而来，是病理过程中产生的，当然不是原始病因，但已经成为痰饮，转而为致病的因素，引起咳嗽气喘，便应以痰饮为主因。很明显，如果单是脾肾阳虚，不会有痰多咳喘的证候。但在治疗上因为痰饮的产生根本由于脾肾阳虚，不同于一般咳喘，故常用温化药如干姜、五味子、细辛、半夏、茯苓等药。又因痰饮常因风寒引发，伴见形寒发热，也用小青龙汤治疗。小青龙汤的处方，实际即在麻桂基础上加入姜、夏、辛、味。如果没有风寒，咳喘不严重，一般又用苓桂甘术汤和肾气丸从本调养。当然，痰饮中如悬饮、支饮等，也用泻法，则因这些证候都从痰饮形成，必须以痰饮为主，针对不同情况进行不同处理，基本上不越此法度。这是张仲景治疗痰饮的法则，他在辨病位和病因方面何等明确，因而在处方用药上提出了一个规律。同是痰饮病，或用温化，或用疏化，或用温养，或用泻下，不但手段不一样，目的也不一样，说明处方用药都有理论指导。所说灵活运用，是在原则之下根据具体情况作出具体治法，不是主观臆断的。

三

正确地使用辨证论治方法，首先要练好基本功，其次是通过临床不断地熟练。如果基本功差，容易浮飘不实，而不经过临床实践，则又很难随机应变，深入细致。同时多看前人医案，有很大的帮助和启发作用。医案是中医的临证记录，也是辨证论治的具体表现，有的写得详细，有的写得较为简单，但一般都包括证状、病因、脉舌、治法四个方面，理论与实际密切结合，处方用药或多或少，一增一减，也可看到运用成方的法则。华岫云在《临证指南医案》凡例中说："医道在乎识证、立法、用方，此为三大关键，一有草率，不堪司命。往往有证既识矣，却立不出好法者，或法既立矣，却用不出至当不易好方者，此谓学业不全。然三者之中，识证尤为紧要。若法与方，只在平日看书多记，至于识证须多参古圣先贤之精义，由博反约，临证方能有卓然定见。若识证不明，开口动手便错矣。"这里说明了医案的特点及与辨证论治的关系。他又说："此案须知看法。就一门而论，当察其病情、病状、脉象各异处，则知病名虽同而源不同矣。此案用何法，彼案另用何法，此法用何方，彼案另用何方，从其错综变化处细心参玩。更将方中君臣佐使之药，合病源上细细体贴，其古方加减一二味处尤宜理会。其辨证立法处，用标记志出，则了如指掌矣。切勿草率看过，若但得其皮毛而不得其神髓，终无益也。然看此案，须文理清通之士，具虚心活泼灵机，曾将灵素及前贤诸书参究过一番者，方能领会此中意趣。"这是指医案的读法，也说明了从医案中学习辨证论治和练好基本功的重要性。

前人医案的写法和现在的病历记载有所不同，主要是根据现实证状出发，抓住重点，所以不及病历的全面，但指标是十分明确的。并因辨证时候有其一定的理论根据，对某些地方只提证候不叙证状，比如写"阳黄"，便是指目黄、小便黄、皮肤色黄鲜明等一系列的湿热发黄证。而有时也提到未曾表现的证状，则与辨证上有重要意义，如指出"小便不黄"或"大便不溏"，用来说明没有内热和脾虚现象，作为用药的依据。还有，用一般治法治疗常见病已经成为大法的，在医案里就比较少见了，而所记录的，大多是疑难的、复杂的、严重的和一般中有特殊性的病证。因此在按语中往往提醒一句，或反复阐明，或引征论据。这些简不等于疏漏，详不等于啰唆，相反地都是说明问题，值得注意的关键。兹就《临证指南医案》选录若干则，并附初步体会为例。

一：偏枯在左，血虚不营筋骨，内风袭络，脉左缓大。

制首乌四两，枸杞子二两，归身二两，淮牛膝蒸二两，煨天麻二两，三角胡麻二两，研末，用黄甘菊三两，川石斛四两，小黑豆皮四两煎汁，加蜜，丸极细，早服四钱，滚水送（中风门）。

按：此案在证状方面只提“偏枯在左”。偏枯即半身不遂，因半身有左血右气之分，故特别指出在左。半身不遂，属于中风病，可以伴见昏厥和口眼㖞斜等，案中并不叙列，说明是中风的后遗证，其他证状已不存在。所以单从偏枯在左考虑，结合脉象缓大，系肝肾阴血不足，内风不静，诊为“血虚不萦筋骨，内风袭络”。虽未指出治法，而养血熄风已在言外，并因肝主筋，肾主骨，应着重在滋养下焦。为此，方用首乌、杞子、归身、胡麻、黑豆并补肝肾而侧重养血，石斛亦能滋肾除虚热，所谓治风先治血，血行风自灭。佐以天麻、菊花熄风，牛膝壮筋骨，而胡麻、石斛也能疗风痹脚弱，合成标本兼顾调养方剂。故徐灵胎分析此方的血药和风药，评为“此方平补，并无用补生热之弊”。

二：失血有年，阴气久伤，复遭忧悲悒郁，阳夹内风大冒。血舍自空，气乘于左，口㖞、肢麻，舌喑无声，足痿不耐行走。明明肝肾虚馁，阴气不主上承，重培其下，冀得风熄，议以河间法。

熟地四两，牛膝一两半，萸肉二两，炒黑远志一两半，杞子二两，炒菊花二两，五味子一两半，川斛二两四钱，茯神二两，淡苁蓉一两二钱，加蜜丸，服四钱。（中风门）

按：此亦血虚不营筋骨，内风袭络的中风证，但偏左肢麻，未至偏枯程度。其主证为风扰于上而口㖞舌喑，阴亏于下而足痿无力。故从发病的根源失血和悒郁等，诊断为肝肾阴虚不主上承，主张重培其下以冀风熄。证属喑厥风痱，采取了刘河间的地黄饮子，因没有阳虚现象，除附子、肉桂、巴戟，并因阴虚风动，去菖蒲的香窜，加杞菊以养血熄风，牛膝下行以治足痿。

三：脉细而数，细为脏阴之亏，数为营液之耗。上年夏秋病伤，更因冬暖失藏，入春地气升，肝风内动，遂令右肢偏痿，舌本络强言謇，都因根蒂有亏之证。庸俗泄气降痰，发散攻风，再劫真阴，渐渐神愦如寐，倘加昏厥，将何疗治。议用仲景复脉法。

复脉汤去姜、桂。（中风门）

按：此案亦为中风。从病因结合证状，系气血两虚，但经误治，真阴再劫，特别表现在神愦如寐，脉象细数，说明心脏极虚。心生血而藏神主脉，经脉流行不利，势必偏痿加剧，并应防止昏厥，故取复脉汤先治其心。复脉汤本养心液，益心气，通心阳，因脉细而数，除去姜、桂的辛热，变为柔润之剂。后来吴鞠通根据这个方法，在《温病条辨》里订立加减复脉汤，作为温邪传入下焦，挽救阴液的主方。前人对于成方的运用，如本方和前案的地黄饮子虽然有失原意，但也有心灵手敏的一面，值得学习。

四：温邪外袭，咳嗽、头胀，当清上焦。

杏仁、桑皮、桔梗、象贝、通草、芦根。（咳嗽门）

按：此案仅凭咳嗽和头胀两个证状，很难作出确诊。然已诊断为“温邪外袭”，必有风温的证状。从叶天士《外感温热篇》来引证：“温邪上受，首先犯肺”，及“肺主气，其合皮毛，故云在表。在表初用辛凉轻剂，夹风则加入薄荷、牛蒡之属，夹湿加芦根、滑石之流，或透风于热外，或渗湿于热下，不与热相搏，势必孤矣。”可见本案以咳嗽为主证，应有头痛和痰不爽、口干、小便短黄等兼证，没有指出脉舌，当为一般的滑数和黄腻。所以方内用杏仁、象贝、桔梗祛风痰，桑皮清热，均集中于肺，再加通草、芦根清热淡渗，兼去其湿。

五：阴亏夹受温邪，咳嗽、头胀，当以轻药。

桑叶、杏仁、川贝、白沙参、生甘草、甜水梨皮。（咳嗽门）

按：此与上案证状相同，病因亦同。因素体阴亏，且无夹风夹湿现象，故用桑叶、杏仁、川贝清化上焦痰热，兼以沙参、甘草、梨皮清润。这里所说轻药，系“治上焦如羽，非轻不举”的意思，不是指剂量的轻重。

六：嗽缓，潮热，稚年阴亏，气热所致。

地骨皮三钱，青蒿一钱，知母一钱，生甘草三分，南沙参一钱，川斛三钱。（咳嗽门）

按：此案亦咳嗽肺热阴亏，但有潮热则比一般阴亏更进一步，热不止，势必气阴愈受消耗，所以特别提出。并用沙参、甘草、石斛润肺外，加入地骨皮、青蒿、知母清热退蒸。咳缓的缓字，说明病已经久，咳已不繁，故不用杏仁、川贝之属。

以上略举数例，当然不全面的，不够深入的，而且这些例子也不是有代表性的。主要是说明前人医案的写法不同及学习方法的一斑，通过认真的学习，在辨证论治上有一定的帮助。事实证明，徐灵胎系一代名医，对叶天士医案作出恰当的评语，华岫云、邵新甫等并将叶天士的经验摸索出一套规律，都是下了一番功夫的。总之，医案是中医的优良传统，前人流传很多，各有特长，应当像蜜蜂酿蜜般地吸取百花精华，丰富自己的知识，以提高医疗水平。

最后，必须说明，治病重在辨证，所有治法、处方和用药等一系列的措施，都是根据辨证来的。有了正确的辨证，就能进行合理的治疗。一般对辨证论治也作辨证“施”治，事实上辨证的目的也就是为了施治。但是应当理解，施治不等于说不再考虑，在正确的辨证下，求得处方用药与具体病情丝丝入扣，药量的轻重恰当，仍然需要通过一个讨论的过程。如果误解辨证施治为只要辨证，不必论治，很容易生硬地引用成方，药量也少斟酌，因而减低疗效。为此，本文和本书内关于辨证施治均作辨证论治，主要是说明施治的时候必须考虑，其意义基本上是一致的。

索 引

四　　画

五　画

六　　画

七　　画

八　　画

九　画

十　画

十一画

十　二　画

十　三　画

十　四　画

十　五　画

十　六　画

十 七 画

十 八 画

十 九 画

二 十 画

二 十 一 画